I0129894

La Nueva Dieta Hipocrática™

del Dr. Cohen

Cómo realmente bajar de peso y
Vencer la epidemia de la obesidad

===============

Irving A. Cohen,
M.D., M.P.H.
(Médico con Master en Salud Pública)

www.DietaHipocratica.com

Center for Health Information
(Centro de información de salud SA)

Topeka, Kansas, Estado Unidos

www.centerforhealthinformation.com

Copyright 2013 by Irving A. Cohen, M.D.,M.P.H.

All rights reserved. None of this publication may be reproduced, stored in a retrieval system, resold, redistributed or transmitted in any form or by any means (electronic, mechanical, photocopying, recording or otherwise) without the prior written permission of the publisher.

Todos los derechos reservados. Ninguna parte de esta publicación puede ser reproducida, almacenada en un sistema, revendido, redistribuido o transmitido de ninguna forma ni por ningún medio (electrónico, mecánico, fotocopia, grabación o de otra forma) sin el previo permiso por escrito de la editorial.

Published by *Publicado por*

Center for Health Information, Inc.

Suite 22F, 1919 SW 10th Avenue

Topeka, KS 66604

Phone *Teléfono* (888) 933-9833   FAX (866) 516-1321

International edition translation based on
Edicion Internacional traducción basada en la

Doctor Cohen's New Hippocratic Diet Guide:
How to Really Lose Weight and Beat the Obesity Epidemic
Copyright 2008 by Irving A. Cohen, M.D.,M.P.H.

Library of Congress Control Number: 2013915419

Cohen, Irving A. 1944-

La Nueva Dieta Hipocrática del Doctor Cohen:
Cómo realmente bajar de peso y vencer la epidemia de la obesidad

Includes Annotated Bibliography and Index
Incluye índice y bibliografía anotada

ISBN 978-0-9820111-8-8

Editora de la edición en inglés, Alice Heiserman
Ilustración de la cubierta, Darlene Powell

Este libro está dedicado a quienes han sufrido y siguen sufriendo por la tiranía de la obesidad.

iv

Exención de responsabilidad

- La información presentada en este libro ha sido obtenida de fuentes auténticas y confiables. Aunque se ha tenido gran cuidado para garantizar la exactitud de la información presentada, el autor y el editor no pueden asumir responsabilidad por la validez de todos los materiales o las consecuencias para este uso.
- Las recetas y la elección de alimentos que se tratan en este libro está destinadas para aquellos que están siguiendo este plan. Sin embargo, estos pueden o no son las mejores opciones para otros.
- Todas las personas, que deseen usar esta o cualquier otra dieta, se les insta a obtener apoyo y evaluación médica. Nada en este libro debe ser interpretado como consejo médico individual. El lector debe consultar a su propio médico para dicho asesoramiento.

Disclaimers

- The information presented in this book has been obtained from authentic and reliable sources. Although great care has been taken to ensure the accuracy of the information presented, the author and the publisher cannot assume responsibility for the validity of all the materials or the consequences for this use.
- Recipes and food choices discussed in this book are intended for those following this plan. These may or may not be the best choices for others.
- All dieters, whether using this or any other diet are urged to obtain medical evaluation and support. Nothing in this book should be construed as individual medical advice. The reader should consult his or her own physician for such advice.

Contentido

Curso de Internet por Dr. Cohen
en inglés
www.Learn2Diet.com

Otros libros del Dr. Cohen
edición en inglés

Cooking for the New Hippocratic Diet®
(Cocina para la Nueva Dieta Hipocrática™)
Center for Health Information, 2011
ISBN 978-0-9820111-7-1

Diabetes Recovery: Reversing Diabetes with the New Hippocratic Diet®
(Recuperación de la Diabetes: Revertir la Diabetes con la Nueva Dieta Hipocrática™)
Center for Health Information, 2010
ISBN 978-0-9820111-0-2

Doctor Cohen's New Hippocratic Diet® Guide: How to Really Lose Weight and Beat the Obesity Epidemic
(La Nueva Dieta Hipocrática™ del Doctor Cohen :cómo realmente bajar de peso y vencer la epidemia de la obesidad)
Center for Health Information, 2008
ISBN 978-0-9820111-9-5

Addiction: The High-Low Trap
(Adicción: La trampa de los altos y bajos)
Health Press, 1995
ISBN 0-929173-10-4

Para pedir estos libros o para copias adicionales de este libro, vaya a
www.CenterForHealthInformation.com

Aviso
New Hippocratic Diet® es una marca registrada de Irving A. Cohen. Todas las marcas ™ y ® son propiedad de sus respectivos propietarios.

Agradecimientos

Hay muchas personas y circunstancias que influyeron o me ayudaron en el camino a la realización de este libro. Muchas personas tal vez no se dieron cuenta de las contribuciones que hicieron o el impacto que tuvieron sobre mí. Esta lista será incompleta, porque estoy seguro que cuando termine, otros vendrán a mi mente.

Me gustaría comenzar dando las gracias a mis pacientes. Las preguntas que tenían y me preguntaban, así como las experiencias que me relataron, todo esto unido se agregan a la profundidad de este libro. He aprendido tanto de quienes pasaron por el programa rápidamente, así como también de aquellos que inicialmente lucharon para ponerse al día en el programa. Estas maravillosas personas me enseñaron qué debía destacar y cómo aclarar los mensajes en este libro.

A continuación, quisiera dar las gracias al personal de la Clínica de Marian de Topeka y las Hermanas de la Caridad de Leavenworth por preocuparse por la salud de los pacientes, que de lo contrario no podían pagar por atención médica. Marilyn Page, ex Directora de la clínica de Marian, tenía el instinto de reconocer que la epidemia de la obesidad estaba teniendo un costo enorme en la salud de los que menos pueden recibir atención médica. Me gustaría reconocer especialmente a la enfermera Michael Burns por su ayuda para poner en marcha este programa. Un agradecimiento especial a la Enfermera Avanzada Registrada Practicante (ARNP por sus siglas en inglés) Mary Stewart, por su ayuda en el mantenimiento y crecimiento de este programa y por su continua dedicación a los pacientes y su bienestar personal. A continuación, me gustaría agradecer y reconocer a los pioneros que reconocieron desde hace mucho tiempo identificaron las causas del problema de la obesidad y así empezaron a buscar soluciones. Las obras de Hipócrates y Wilhem Ebstein demuestran que hay muy poco que sea nuevo bajo el sol. La obra de Hipócrates habría sido menos accesible sin el trabajo académico de Émile Littré. Debo agradecer a la doctora Kirsten Evans, M.D., Ph.D. por verificar mi traducción de Littré. Dicha información médica histórica sería inútil si no fuera preservada y accesible para quien la necesita. Las siguientes bibliotecas fueron de ayuda clave para localizar y acceder a esos textos especiales:

- Biblioteca Clendenning de Historia de la Medicina en la Universidad de Kansas School of Medicine, Kansas City, Kansas
- Biblioteca Nacional de Medicina, Departamento de la Historia de la Medicina, Bethesda, Maryland
- Bibliothéque Interuniversitaire de Medécine, Histoire de la Medécine, París, Francia

Se recibió apoyo de Robert P. Hudson y del Departamento de Investigación en Humanidades Médicas de la Universidad de Kansas School of Medicine para obtener algunas de las investigaciones y análisis históricos. Un especial agradecimiento al Doctor Christopher Crenner, M.D., Ph.D., Presidente del Departamento de la Historia y la Filosofía de la Medicina, por todo su asesoramiento, orientación y apoyo en este esfuerzo. Menos se habría logrado sin la ayuda de Dawn McInnis, Bbibliotecario de libros especiales, que siempre estaba allí con sus sugerencias y ayuda. También estoy agradecido por la asistencia recibida por su antecesor, Kelley Brown. Gracias también al Doctor David Wilson, M.D., Director del programa de Formación de Cardiología, por su apoyo en hacer llegar este mensaje a médicos internistas y cardiólogos.

No se habría logrado tanto sin todos los maestros y mentores que han cruzado mi camino durante los años. No hay espacio suficiente para nombrarlos a todos, pero destacan a los dos más grandes. El Doctor Richard Johns, M.D., ex Director del Departamento de Ingeniería Biomédica en la Johns Hopkins University School of Medicine, quien me mostró que el conocimiento clínico y los enfoques de sistemas para cuestiones de salud no estaban separados, pero que se complementan y fortalecían mutuamente. El Doctor Wallace Mandell, Master en Salud Pública(Ph.d., M.P.H. por sus siglas en inglés), el Ex Presidente del Departamento de Higiene Mental en la Johns Hopkins University, Bloomberg Escuela de Salud pública, quien sigue siendo mi amigo y mentor durante los años y me ha ayudado a comprender las complejas relaciones que existen entre el comportamiento y la medicina preventiva.

Este libro no sería una realidad sin la orientación de mi pacienta Alice Heiserman, mi amiga y editora. Gracias por mantenerme concentrado.

Finalmente, está mi familia, que me ha respaldado con mi enfoque sobre este tema por tanto tiempo. Mi esposa, Lauren, ha entendido, leído, criticado, probado recetas durante muchos años y se mantuvo junto a mí. Las palabras no pueden expresar mi agradecimiento por ese invaluabale apoyo.

1

Mitos y verdades a medias

¿Cree en el Ratoncito Pérez o el Conejito de Pascua? Probablemente no; sin embargo, puede creer muchos de los mitos y verdades a medias, intentando explicarse por qué usted tiene sobrepeso. Muchos de estos mitos lo están alejando de perder peso con éxito y mantenerse en su peso saludable. U s t e d n o tiene la culpa. L o s m edios de comunicación y agencias de gobierno bien intencionadas han contribuido a difundir la información que repite la desinformación ya conocida. El primer paso para llegar con éxito a un peso saludable y atractivo es dejar de lado lo que usted creía que sabía acerca de por qué usted tiene sobrepeso. ¿Cuántas de estas ideas de dieta equivocadas cree usted?

1. Las dietas no funcionan

¡Mito!

Dígales esto a mis pacientes ellos h an perdido cantidades extraordinarias de peso que habían estado llevando encima durante años, a pesar de sus muchos intentos de pérdida de peso sin éxito en el pasado. Algunos de ellos ya habían desarrollado los marcadores bioquímicos para la diabetes o el síndrome metabólico, un precursor de la diabetes. Esos marcadores se redujeron a valores más saludables a través de su cambio de dieta y pérdida de peso, también ha reducido su necesidad de tomar medicamentos. L o s que más éxitos han tenido, son aquellos que han tenido un cambio en su estilo de vida. Conforme estas personas iban haciendo la dieta, ellos tomaron consciencia de lo que había causado sus fracasos en las dietas anteriores, y así también cambiaron sus actitudes hacia sí mismos. Una dieta que funciona tanto con eficacia y naturalidad, no sólo ayuda a las personas a perder peso y recuperar su salud, sino que también les ayuda a desarrollar sentimientos más positivos sobre sí mismos. Para algunos, la dieta exitosa es la que les da la confianza para triunfar no sólo obteniendo el cambio físico, sino también abarca muchos otros aspectos importantes de sus vidas.

2. Las personas con sobrepeso les falta voluntad

¡Mito!

¿Cree usted esto acerca de usted mismo? Muchas personas con sobrepeso tienen un problema de autoestima significativo debido a este mito. Comer alimentos poco saludables realmente cambia la química del cuerpo. Una dieta ineficaz puede causar que esté constantemente hambriento cuando está tratando de perder peso. Su cuerpo le está indicando químicamente que debe comer más y por lo tanto, usted lo hace. No es débil de voluntad, usted está respondiendo a una mala alimentación. Usted no fracasó, la mala dieta le falló.

3. La herencia de un metabolismo lento lo mantiene en sobrepeso

¡Verdad a medias!

Sí, la genética juega un papel en la obesidad, pero su papel es mucho menor de lo que la mayoría de personas creen. Cierto, algunas personas pueden tener un trastorno en la tiroides, lo que hace que su metabolismo sea lento, pero esto es identificado mediante una simple prueba de sangre y corregido a través del tratamiento especial con medicación para la tiroides. Ambos, "el metabolismo lento" y "una mala herencia genética" ideas convenientes para aferrarse a creer que está haciendo bien las cosas pero todavía está aumenta de peso.

Dos de los grupos que han creído estas supuestas creencias sobre obesidad genética son los indios americanos y los afroamericanos. Sin embargo, históricamente ambos de estos grupos fueron una vez delgados y estuvieron en forma, y aún llevan ese patrimonio genético de estar en forma y delgados. Las consecuencias que los llevaron a estos cambios fueron las condiciones económicas que los abrumaron a ellos con dietas no saludables, antes que el resto de nuestra nación se volviera obesa. Hoy, las gentes de todas las culturas están subidas en el mismo barco y podemos ver que incluso naciones como India y China están experimentando ahora la obesidad y los problemas que esto conlleva conforme las naciones y sus pueblos se mueven hacia nuestro estilo de vida industrializado.

4. Las personas son gordas porque ellos no hacen ejercicio

¡Verdad a medias!

Apruebo sinceramente un aumento de ejercicio para cualquier persona que está a dieta. Sin embargo, es falso decir que la gente no tendría sobrepeso si hicieran más ejercicio. El ejercicio construirá fuerza muscular, mejorará el tono y la energía corporal y por lo tanto le ayudará a su autoestima. Sin embargo, la cantidad de ejercicio necesario para lograr cualquier pérdida de peso significativa puede ser enorme. Tenga siempre presente que el ejercicio puede fortalecer su programa de control de peso, pero nunca debe remplazar la dieta.

¿Ha estado usted en un grupo de ejercicio en donde la clase está dirigida por una jovencita de veinte-(algo) años en espandex? Pero si usted tiene cincuenta libras de sobrepeso y le resultara imposible seguir la rutina de ejercicios que ella imparte, piense cuan capaz sería de hacer la rutina y su agilidad si ella tuviera una mochila de cincuenta libras en la espalda. Ya usted se está ejercitando con sólo cargar todo el peso extra que lleva. Recuerde que usted no es perezoso ni incompetente sino está cansado de llevar esta carga adicional de peso durante sus actividades diarias.

5. Algunos tipos de alimentos queman la grasa

¡Verdad a medias!

¡No hay respuestas mágicas ni hay alimentos mágicos! Las dietas que le dicen que coma alimentos que coincidan con su color de pelo o ideas igualmente ridículas no funcionan. Todo el mundo quiere creer que estas son soluciones rápidas y respuestas fáciles. ¿Cuántos libros de dieta tiene usted en su estantería que prometen curas mágicas? La única manera que puede trabajar una dieta de pérdida de peso es cambiando su equilibrio metabólico para que usted pueda quemar su energía que está almacenada. La verdadera magia es aprender acerca de la combinación adecuada y la cantidad de comida que le permita comer menos sin sentirse privado de lo que usted desea o se sienta con hambre.

6. Comer grasa lo pone gordo

¡Mito!

Comer más alimentos que su cuerpo necesita lo engorda, ¡en cualquiera de las formas que lo consuma! Recuerde que su cuerpo está programado para tomar cualquier energía extra que le proporciona reservas y la almacena para emergencias y períodos de reservas bajas. Onza por onza, la grasa contiene más energía que cualquier otro alimento, pero ese hecho no tiene sentido. Para almacenar la grasa, su cuerpo necesita recibir una señal de un nivel alto de insulina. ¡Un nivel alto de azúcar conduce una mayor producción de insulina! La forma más rápida para engordar es rellenarse con cualquier forma de carbohidratos que se convertirán en azúcar. Es importante hacer notar que estas reacciones en el cuerpo han sido del conocimiento de los agricultores y ganaderos desde la antigüedad y por eso, el ganado y las aves de corral son engordados con granos.

7. El colesterol es malo para usted

¡Verdad a medias!

Es cierto que un desequilibrio de colesterol es malo para usted y su salud, pero el colesterol es una necesidad importante y vital. Sin colesterol, su cuerpo no podría lograr hacer muchas hormonas que son esenciales para la vida. El problema con el colesterol se produce cuando su cuerpo crea demasiado colesterol LDL "malo" y muy poco colesterol HDL "bueno". Simplemente disminuir su cantidad de colesterol total sin diferenciar entre colesterol bueno y malo puede hacer más daño que bien. Una dieta adecuada y balanceada puede ayudarle a lograr un equilibrio saludable de colesterol.

8. Dieta baja en grasas es eficaz y saludable

¡Mito!

Dos estudios grandes completados recientemente demostraron que la dieta baja en grasas no dieron los resultados esperados y fueron contraproducentes para lograr su cometido. En ambos estudios, varios grupos grandes de mujeres fueron monitoreadas durante un período prolongado de tiempo y **ambos estudios mostraron que la dieta baja en grasas es altamente <u>ineficaz</u> para lograr perder de peso.** Además, es importante indicar que algunas veces cuando se menciona la dieta baja en grasa(s) normalmente significa ingerir mayores proporciones de carbohidratos. Estas dietas altas en carbohidratos pueden reducir su colesterol HDL bueno y le ponen en riesgo de contraer diabetes.

9. Todos los alimentos naturales son saludables

¡Verdad a medias!

Sí, los alimentos naturales **reales** son generalmente más sanos, pero en los Estados Unidos y algunos otros países, los reguladores del Gobierno respondieron a la industria de procesamiento de alimentos y distorsionaron el significado de la palabra "natural" en la etiqueta de alimentos. Debido a está forma incorrecta de etiquetar, usted puede erróneamente estar comprando alimentos artificiales "Frankenstein" de cualquier clase, pensando que son sanos y naturales. En cambio, es muy importante indicar que estos alimentos antinaturales y artificiales pueden mantenerle adicto a comer demasiado. Una dieta efectiva le hace consciente de identificar los alimentos que son trampas de la obesidad.

10. Un estado para quemar la grasa es malo para usted

¡Mito!

Usted **debe** poner a su cuerpo en un estado adecuado para que él pueda quemar la grasa y para que le sea fácil perder una parte de ella, que es lo que lo está haciendo sentir mal. Una dieta ideal mantiene a su cuerpo quemando la energía que almacena como grasa sin dañar otros tejidos. Tenga presente que la naturaleza nos ha proporcionado la capacidad de almacenar grandes cantidades de grasa como energía para utilizarse en épocas de poco alimento.

En los países industrializados, la mayoría nosotros no tenemos grandes variaciones nuestra dieta alimenticia y por lo tanto comemos en exceso, sin estar en el estado continuo natural de quemar la grasa, el resultado es el aumento de peso. Podemos hacer la diferenciación con los animales, que ellos cuentan con las cualidades de hibernación, pudiendo regular el uso de la grasa en sus organismos, sin aumentar de peso. Cuando se almacena energía en forma de grasa, nosotros debemos cambiar la dieta para quemar esta grasa extra y así deshacernos de ella.

11. La cirugía es la única respuesta si está muy pesado con sobre peso

¡Mito!

Un número creciente de personas que han perdido peso como resultado de la cirugía que alteró radicalmente su tracto digestivo se preguntan ¿Por qué fue necesario haberme realizado la cirugía? ¿Habrían otras formas de bajar de peso que no conocía? ¿Era esto necesario? ¿Debe la mitad del mundo industrializado hacerse esta cirugía para estar sano y verse y sentirse bien? La cirugía tiene sus inconvenientes y una vez hecha, usted nunca será el mismo. El objetivo de la cirugía es modificar la forma en que se digiere la comida. Pero le diré que hay otra respuesta en lugar de la cirugía, y es considerar un nuevo plan que le enseñará cómo puede comer menos y lograr sus objetivos, sin tales modificaciones caras y dolorosas. Tenga presente que una dieta que funciona bien, puede salvarlo de la cirugía.

12. ¡Las drogas y medicamentos de dieta son la respuesta!

¡Verdad a medias!

Sí, algunos medicamentos pueden ayudarle a perder peso. Sin embargo, hay un alto precio a pagar, con los debidos efectos secundarios que pueden poner en peligro su vida. Las compañías farmacéuticas están gastando miles de millones de dólares en investigación para desarrollar nuevos medicamentos de dieta. Drogas que prometen milagros y generan beneficios de éxito de las ventas para las compañías farmacéuticas. Las personas que pierden peso mediante el uso de drogas, no aprenden cómo su cuerpo naturalmente puede mantener el peso adecuado. El resultado es que deben seguir ingiriendo estos medicamentos por el resto de sus vidas para mantener el control y balance de su peso.

En este libro, espero poder mostrarle un plan que ha funcionado para muchos. La Nueva Dieta Hipocrática es un punto de partida para comenzar su viaje de pérdida de peso. A medida que avanza, usted irá aprendiendo sobre los cambios que le mantendrán saludable hasta llegar a la realización de su meta que es la de pérdida de peso. Aunque ningún plan puede ser un ajuste perfecto para todos los seres humanos en el mundo, quiero decirle que este plan y esta dieta están trabajando para muchos que no tuvieron éxito en el pasado.

Pruébela.

Todo lo que usted tiene que hacer es: recuperar su salud y su autoestima.

2

¿De qué se trata esta dieta?

- **¿Qué es el la Nueva Dieta Hipocrática™?** Se trata de una dieta de reducción de peso basada en mantener un ritmo constante que quema la grasa. He desarrollado un método (utilizando un modelo computarizado) para predecir el potencial de quemar la grasa de las dietas de reducción de peso.

  Este modelo mostró que los factores clave en el mantenimiento eficaz de la quema de grasa son los siguientes:

  - Mantener un equilibrio entre la cantidad de alimentos en su dieta frente a sus necesidades de energía total corporal.
  - Mantener las proporciones equilibradas entre grasas, proteínas y carbohidratos en su dieta cubriendo de esta manera sus necesidades de reducción de peso.

  Este modelo computarizado me permitió desarrollar técnicas para producir una dieta que proporciona un método eficaz para obtener la disminución de peso.

- **¿Por qué es esto tan importante?** Mantener a su cuerpo en una constante estado de quema de grasa le manda señales a su cerebro que está confiando en la combustión de energía almacenada. Este estado de un alto grado de quema de grasa reduce el apetito y minimiza su ansia por alimentos basados en azúcar.

- *¿Cómo lo podrá guiar este libro?* Este libro se limita a brindar información útil, que fue puesta en practica con mis pacientes al seguir la dieta mencionada, indicando su funcionamiento, uso y como realizarla de una manera precisa y adecuada, enfatizando en la importancia de la salud de la persona.

- *¿Por qué se le llama Hipocrática?* Después de desarrollar el modelo computarizado en comparación con sus prédicas para una dieta óptima para otras dietas de reducción de peso, cuando lo hice, encontré que dos importantes dietas históricas de reducción de peso confiaron en estos mismos principios. Uno fue desarrollado por Wilhelm Ebstein, un respetado médico-científico alemán de finales del siglo XIX. Esta dieta fue tomada muy en cuenta y ampliamente utilizada durante su época y la encontramos también en textos médicos estadounidenses hasta bien entrado el siglo XX. El otro, citado por el Dr. Ebstein, era el método de reducción de peso de Hipócrates, el Padre de la Medicina Occidental. Al ahondar en esa recomendación de más de 2.400 años, descubrí que los consejos dietéticos (olvidados) que dejó como legado Hipócrates, encajan perfectamente bien con este modelo computarizado del siglo XXI.

- *¿Existen otras dietas que enfatizan la quema de grasa?* Sí, muchas de las dietas que evitan los carbohidratos intentan hacerlo. Dos de los ejemplos recientes más populares son las dietas del Dr. Robert Atkins, durante la década de 1970 y nuevamente en la década de 1990, así como el Dr. Irwin Stillman en la década de 1960. Ambos popularizaron dietas bajas en carbohidratos que pretenden reducir el apetito induciendo el estado de quema de la grasa conocido como *cetosis*. Ambas dietas son muy diferentes a esta dieta. Aunque reconocieron que el consumo alto de carbohidratos anula la quema de la grasa, sentían que era importante aumentar la proteína. Esto omite una cuestión básica, si usted come demasiada proteína, alguna de ella se convertirá en carbohidratos para producir la energía. Mi análisis computarizado reveló que esas dietas pueden o no pueden producir el estado máximo de la quema de grasa, dependiendo del equilibrio entre los componentes dietéticos y sus propias necesidades de energía. Este enfoque aleatorio mantiene a su sistema en el límite entre el estado de quema de grasa natural del cuerpo y el hambre induciendo el antojo de ingerir azúcar.

- **¿Cómo esta dieta difiere de otras dietas populares?** Muchas de las dietas más recientes están encaminadas a amortiguar las oscilaciones de azúcar en la sangre, en gran medida mediante la eliminación de la "carga glucémica" de los carbohidratos que son clasificados como los peores delincuentes de la salud humana. Estos pueden ser útiles pero en niveles bajos, de otra manera, su cerebro seguirá anhelando azúcar como fuente de energía, haciendo difícil el reducir la cantidad de comida que se ingiere llegando a un punto donde es difícil continuar con la pérdida de peso.

- **¿Qué hay sobre las dietas que destacan las grasas alimenticias?** Estas varían en su énfasis y direcciones. Algunos abogan por intentar reducir mucho o eliminar las grasas en la dieta, pero este es un proceso que realmente puede aumentar su apetito. Otros recomiendan poca moderación sobre alimentos grasosos para suprimir el deseo de satisfacer su hambre, mientras otros destacan la sustitución de "grasas malas" con "grasa buenas".

El modelo computarizado usado para desarrollar la Nueva Dieta Hipocrática mostró que, a diferencia de estas otras dietas, debe tomarse en cuenta la cantidad y el balance de los alimentos a ingerir. No hay ningún **"alimento mágico"** que le hará perder de peso sin tomar en consideración la cantidad de cuánto usted come. La nueva Dieta Hipocratica le proporciona recomendaciones específicas sobre grasas más saludables y también le recomienda las cantidades mínimas y máximas que debe utilizar para obtener el beneficio deseado.

- *¿Qué pasa con la "epidemia de la obesidad"?* Este libro le proporciona información sobre las tendencias de alimentos y la dieta que están causando tantos problemas de salud relacionados con la obesidad, y que se están produciendo en el mundo entero. Si usted necesita (o no de) la dieta, este libro le enseñará qué tendencias dietéticas son las peores trampas que debe evitar para protegerse de la gordura a usted y a aquellos que le rodean.

- *¿Qué antecedentes tengo para proporcionar esta información?* Al finalizar mis estudios en la Facultad de Medicina, centré mi carrera en la prevención de las enfermedades. He recibido un grado de Maestría en Salud Pública de la Universidad Johns Hopkins y mientras realicé mi formación médica de postgrado, completé la residencia de medicina preventiva en la Universidad Johns Hopkins que es la Universidad que tiene el programa de medicina preventiva más grande en los

Estados Unidos. Luego me convertí en el jefe residente de medicina preventiva, supervisando a otros médicos en este programa.

Tengo Certificación de la Junta Estadounidense de Medicina Preventiva con especialización en Medicina Preventiva General y en Salud Pública y soy también miembro del Colegio Estadounidense de Medicina Preventiva. He dirigido programas de pérdida de peso en dos clínicas de Kansas, uno propio y otro como voluntario en una Clínica Católica de caridad. Soy el organizador de la Fundación para la Prevención, una organización sin fines de lucro dedicada a enseñar a otros profesionales y funcionarios públicos maneras prácticas para prevenir las enfermedades. Recientemente serví como miembro y profesor adjunto en la historia de la medicina en la Escuela de Medicina de la Universidad de Kansas. He realizado presentaciones sobre obesidad y pérdida de peso en reuniones científicas nacionales e internacionales de las siguientes organizaciones:

- La Colegio Estadounidense de Medicina Preventiva
- La Sociedad de Obesidad
- La Asociación Americana para la Historia de la Medicina
- El servicio de salud de los indigentes del Departamento Estadounidense del Interior

- *¿Qué es la medicina preventiva?* La medicina preventiva se centra en evitar las enfermedades, ayudando al organismo y al sistema inmunológico protegiendo la vida y por lo tanto la salud de los pacientes <u>antes</u> que ocurran graves consecuencias. Lamentablemente, el término "medicina preventiva" es a menudo mal utilizado por personas que ofrecen supuestas "**curas mágicas**". La verdadera especialidad de la medicina preventiva es una de las ramas reconocidas de la medicina en la que los médicos pueden ser calificados y entrenados. Nuestro sistema actual de salud premia a los profesionales una vez que las personas se enferman. En la actualidad son pocos los médicos que desean someterse a cuatro años adicionales de entrenamiento y estudios para calificar en esta especialidad de prevenir las enfermedades de sus pacientes.

- *¿Es esta la dieta correcta para usted?* Podría ser, pero es usted únicamente quien debe tomar la determinación de conocer sobre ella y llevarla a cabo. Incluso si no es así, la información que le proporciona este libro le puede ayudar a comprender el problema de el exceso de peso en las personas. He desarrollado algunas preguntas para mis pacientes que pueden ayudarle a decidir si esta dieta es para usted.

    1. *¿Tiene al menos dieciocho años de edad?* Las directrices en este libro están destinadas para adultos. Los niños y adolescentes más jóvenes pueden tener necesidades nutricionales especiales. Si desea utilizar esta dieta para una persona joven, revise dicha decisión con un pediatra calificado o médico de familia, antes de comenzar.

    2. *¿Necesita perder diez o más kilos?* Esta dieta no está diseñada para personas que les gustaría perder sólo algunos kilos. Aunque usted puede aprender bastante de la lectura de este libro, encontrará que esta es una dieta diseñada para cambios significativos.

    3. *¿Está embarazada o planea estarlo pronto?* No intente perder peso mientras esté embarazada.

Aunque algunas especies animales llevan sus crías mientras ayunan y buscan comida, las personas no deben hacerlo. Su bebé que se encuentra en desarrollo en su vientre, tiene muchas necesidades nutricionales y podría perderse de algunas sustancias importantes si usted hace dieta durante el embarazo. En cambio, si usted ahora está embarazada, trabaje con su obstetra sobre el control de peso durante el embarazo. Lea el libro, pero no inicie con las sugerencias que este le ofrece, hasta después de haber dado a luz. Si desea quedar embarazada, haga la dieta primero. Cuando haya alcanzado un peso adecuado, será mucho mas seguro para usted y su hijo llevar un embarazo sin complicaciones para ambos.

4. *¿Es capaz de leer, escribir y comprender?* Si ya está leyendo este libro, esto responde en parte a la pregunta, pero quiero indicarle que esta dieta requiere trabajo y dedicación, por lo que voy a pedirle más información sobre los alimentos que usted compra y prepara. Si no está seguro, puede que desee leer unas páginas adelante, para adquirir la información completa y necesaria antes de hacer este compromiso.

5. *¿Prepara sus propias comidas?* Esta no es una dieta para alguien que come en la calle todas sus comidas. Si un cónyuge, compañero o padre prepara su comida, pregúnteles si están dispuestos a ayudarle a bajar de peso. Si no es así, ¿está usted dispuesto a preparar sus propios alimentos?

6. *¿Está médicamente y psíquicamente estable para hacer una dieta?* La dieta puede provocar

cambios significativos, que suelen ser para mejorar, sin embargo, si usted tiene cualquier condición que requiere de una vigilancia específica, considere esta decisión cuidadosamente con su médico. Estas preguntas son muy importantes de evaluar: si usted toma cualquier medicamento que requiera una vigilancia y control sanguíneo. Si actualmente está tomando cualquier medicamento para reducir el azúcar en la sangre, no intente ningún tipo de dieta sin el control y ajustes de la medicina que sean monitoreados de cerca por su médico. Si usted ha sido diagnosticado con un trastorno alimentario o trastorno bipolar, evite hacer dietas a menos que trabaje estrechamente con su médico.

Si no tiene problema con ninguno de los enunciados anteriores, usted puede hacer esta u otra dieta con toda seguridad. Por supuesto, siempre hay excepciones, por lo que es importante el consultar con un médico, si tiene dudas. Si usted pasa estas "pruebas", tengo algunas preguntas más que debería intentar responder para ayudarle a decidir si está listo para comenzar la dieta.

¿Está listo para comenzar la dieta?

1. ¿Tiene problemas de salud debido a su peso?

2. ¿Han probado otros enfoques y ha fallado?

3. ¿Ha perdido peso con éxito pero lo recuperó?

4. ¿Está cansado de tener sobrepeso?

5. ¿Alguna vez ha considerado cirugía de reducción de peso?

6. ¿Está listo para un cambio?

¡Si respondió afirmativamente a cualquiera de estas últimas seis preguntas, está definitivamente listo!

El siguiente capítulo le ayudará a comprender por qué ahora nos enfrentamos a una epidemia de obesidad. Es necesario entender esto para que sepa que usted no fracasó en sus intentos de dieta anteriores.

Es probable que su dieta le falló a usted.

3

¿Por qué estamos con sobrepeso?

La actual epidemia de obesidad es absurda. Hasta hace poco, el mundo había envidiado a los americanos. Estadísticamente, estábamos más altos, más delgados, más fuertes y teníamos una esperanza de vida excelente. ¿Cómo caer tan bajo, tan rápido? ¿Por qué nos estamos convirtiendo en una nación de personas diabéticas más bajitas, más gordas y con una menor esperanza de vida?

El aprendizaje de las respuestas a estas preguntas es la clave para entender cómo influyen las opciones en sus actividades diarias y la elección de alimentos para su peso y su salud. Puede pensar que ya conoce muchas de estas respuestas, pero si lo sabe, ¿por qué usted tiene un problema de peso? Iremos más allá de las respuestas superficiales e ineficaces que escuchamos repetidamente en los medios de comunicación.

El problema de la obesidad en el mundo industrializado no se ha producido debido a los automóviles, televisión o a las computadoras. Estos medios por lo general son culpados por ello y déjeme decirles que si, contribuyen al problema, pero el verdadero villano es la gran manipulación de nuestro suministro de alimentos a una escala sin precedentes. Hay varias fuerzas detrás de esto. En la década de 1970, médicos que trabajaban para el Gobierno de Estados Unidos desarrollaron planes alimenticios específicos relacionados con los sistemas de la salud y que hasta el día de hoy continúan vigentes. Fijaron objetivos importantes fomentando una reducción de grasas en la dieta y un aumento de carbohidratos para todos los estadounidenses. Este sistema influyó en la manera de pensar alrededor del mundo. Siendo el punto de despegue de la moda de bajo contenido de grasa. Comités de gobierno responsables de financiar el trabajo de los investigadores en las Universidades provocaron que el nivel científico perdiera su significado. Sólo en los últimos años algunos científicos han hablado enérgicamente, enfatizando en lo equivocadas que están estas dietas bajas en grasas y altas en carbohidratos.

Esta es una versión moderna de la fábula, del nuevo traje del emperador. En esa fábula, nadie desea ser el primero en hablar y decirle al emperador que él ha hecho el ridículo. De la misma manera, los científicos que hicieron estos cambios con los edictos gubernamentales sobre la dieta, dudan en hacer un señalamiento formal de este problema y hoy por hoy parecen estar esperando que alguien más lo mencione primero.

Esta moda de baja grasa inspirada por el gobierno brindó una oportunidad de enormes ganancias para la industria procesadora de alimentos. Las empresas de procesamiento de alimentos han creado durante años productos alimenticios que no llenan los requisitos alimenticios mínimos para el ser humano. Debiendo aclarar y revelar que estos alimentos eran imitaciones. Es importante mencionar que la creación de un alimento imitado es más barato que un producto real y verdadero. La mayoría de los consumidores miraban estos productos como de segunda categoría. Pero ahora, con la autorización del Gobierno, la industria alimentaria comenzó a crear muchas versiones nuevas de estos alimentos de imitación indicando que ¡son más saludables! El cuadro siguiente compara lo que le daban en el pasado cuando pedía crema para el café y lo que los restaurantes le pueden dar hoy. Juzgue por sí mismo qué producto es más saludable.

Crema real Ingrediente: 1. *Crema*	*Crema* imitación o *café "Creamer"* Ingredientes: 1. *Agua* 2. *Aceite de soya parcialmente hidrogenado* 3. *Sólidos de jarabe de maíz* 4. *Caseinato de sodio* 5. *Fosfato dipotásico* 6. *Azúcar* 7. *Mono y digylcerides* 8. *Steardyl de sodio* 9. *Lactylate* 10. *Lecitina de soya* 11. *Colores artificiales* 12. *Sabor artificial*

La mayoría de los norteamericanos hoy han sido inundados por la publicidad y consejos bien intencionados, que con tantas combinaciones que hay en el mercado de productos, que ya no saben qué creer. Con los productos y propaganda comercial masiva, ninguna nación está a salvo de caer en estos peligros. Vivimos en una sociedad donde se nos enseña a asumir la responsabilidad personal por nuestras acciones y las personas con sobrepeso terminan culpándose a sí mismas. Nos encontramos luchando para perder peso, pero nadando cuesta arriba contra una corriente de elección de alimentos poco saludables.

¿Coincidencia?

Muchas personas no se dan cuenta que gran parte de la industria procesadora de alimentos ha sido controlada por la industria del cigarrillo. Comenzó hace varias décadas cuando estás grandes empresas se dieron cuenta que en el futuro, menos personas podrían estar fumando cigarrillos adictivos y comenzaron la búsqueda de una industria que sería protegida y fue así como las mayores compañías de tabaco se asentaron en los alimentos procesados. Muchas grandes empresas incluyendo algunas agroalimentarias de entera confianza y con años de trayectoria honorable, de marcas conocidas, han sido dependientes de la industria del tabaco durante varias décadas.

Los ingredientes en los alimentos que han sido cambiados. Las comidas que estaban fabricadas para no engordar, ahora agregan libras. Como las personas comenzaron a tener más peso, las fábricas de alimentos crearon nuevos productos para atraer a aquellas que quieren adelgazar. Estos alimentos nuevos y más costosos de "dieta" a menudo tienen justo el efecto contrario, haciendo que le dé más hambre a quien lo come y causándole la necesidad de comer más.

Un hombre inteligente pero con sobrepeso se sentó en mi oficina recientemente y me explicó cómo no había podido perder peso. Había intentado dietas durante años y siguió las instrucciones para un producto determinado. Lamentablemente, cuando comía esta cena preparada, se quedaba tan hambriento que tenía que comerse dos. Pudiera ser gracioso, si no fuera tan trágico. Lamentablemente, no hay nada gracioso sobre las consecuencias del sobrepeso. Si usted tiene varias libras de más, no está solo en el mundo. Aproximadamente dos de cada tres adultos en los Estados Unidos ahora tienen sobrepeso, y la Organización Mundial de la Salud considera que el mismo problema surgirá en el resto del mundo industrializado. Incluso en países tradicionalmente plagados por la desnutrición, este horror moderno está mostrando su rostro. India y China, ya se convirtieron en países industrializados y ahora enfrentan los mismos problemas. Resulta irónico que en algunos lugares la malnutrición y el hambre existen al lado de la obesidad y la diabetes.

¿Por qué desea perder peso?

- **Salud.**
- **Autoestima.**
- **Apariencia**
.
¿O todas estas razones?

La realidad es que el sobrepeso crea muchos problemas de salud que han sido reconocidos desde los tiempos de Hipócrates, hace 2.400 años. Hoy, con un problema de peso a nivel nacional mayor que cualquier otra nación, los Estados Unidos se enfrenta a los costos más altos de atención de la salud en el mundo. Usted puede que no esté interesado en la solución de los problemas de salud del mundo, pero si bastante gente, al igual que usted, encontrarán que pueden adelgazar naturalmente. Hágalo por usted mismo y establecerá el ejemplo para su familia y aquellos que le rodean. El sobrepeso no es la única causa de todos los problemas de salud, pero si es un factor importante en muchos casos incluyendo los de la lista:

Algunos de los problemas causados a menudo por el sobrepeso

Muerte súbita	Fatiga
Muerte temprana	Depresión
Cardiopatía	Problemas sexuales
Hipertensión arterial	Problemas de la piel
Derrame	Ronquido
Síndrome metabólico	Apnea del sueño
Diabetes	Reflujo Gastroesofágico
Enfermedad renal	Asma
Artritis	y muchas más

Esto no responde a la pregunta, ¿por qué nuestros alimentos causan que engordemos? La respuesta es simple. Pregunte a cualquier joven escolar y pueden decirle que si usted come demasiado, usted se volverá gordo. Pregunte a cualquier agricultor o ganadero cómo ellos engordan a los animales y le dirán que con carbohidratos de granos. Los Luchadores de Sumo japonés no nacieron gordos. En cambio, sus entrenadores los alimentan con arroz lleno de carbohidratos para acumular la grasa y la proteína chankonabe para construir músculo y para mover su masa de grasa. Es muy importante que usted sepa que los alimentos artificiales están cargados con niveles altos de carbohidratos y sabores estimulantes del apetito para cubrir los sabores blandos de los ingredientes sustitutos. Y los alimentos sustitutos bajos en grasa a menudo son muy altos en azúcar. **Esto crea dietas muy altas en carbohidratos, que hoy sabemos que es la mejor manera para ganar peso y no para perderlo.** Hipócrates enseñó al mundo antiguo esa lección hace 2.400 años. Los agricultores y ganaderos, antiguos y modernos, siempre lo han conocido. Sin embargo, la burocracia gubernamental de la salud ha pasado un cuarto de siglo impulsando estas dietas de engorde al público. Todo esto sucedió para el deleite y beneficio de la industria de procesamiento de alimentos y, en cierta medida, la industria farmacéutica también obtuvo ganancias.

El siguiente capítulo explicará cómo la comida le agrega kilos/libras a su cuerpo y cómo revertir el problema de peso que le ha causado daño a su figura y su salud.

4

¿Cómo la comida lo cambió?

¿Por qué estos alimentos artificiales lo volvieron gordo? Han sido tres factores importantes que están trabajando en su cuerpo físico:

- **Contenido**
- **Estimulantes del apetito**
- **Tamaño de la porción**

El conmutador de alimentos ricos en carbohidratos y bajos en grasa es el villano número uno que actúa con mala intención en toda esta historia alimentaria. La mayoría de las personas saben que la **insulina** juega un papel muy importante en el control del azúcar en la sangre, pero no todo el mundo sabe acerca del **glucagón**, que es el compañero del balance de la insulina. Estas dos hormonas importantes colaboran en el control del equilibrio energético.

Insulina	*Glucagón*
• Aumenta cuando el azúcar en la sangre es alta	• Aumenta cuando el azúcar en la sangre es baja
• El cuerpo da señales para utilizar azúcar	• El cuerpo da señales que se necesita energía
• El cuerpo da señales para almacenar energía	• El cuerpo da señales para liberar la energía almacenada
• El cuerpo da señales que se almacenan como grasa sobrante de azúcar	• El cuerpo da señales para convertir grasa en acetonas

Ambas, la insulina y el glucagón son producidos en el páncreas y tienen efectos opuestos. Trabajando en equipo, controlan el flujo de energía en su cuerpo, permitiendo a todas y cada una de sus células poder obtener la energía que necesitan. Esta energía proviene de los alimentos que comió recientemente o de la energía almacenada procedente de los alimentos que ingirió con anterioridad.

Su cuerpo almacena la energía de dos maneras: Una forma es crear un almidón llamado *glicógeno* para la energía a corto plazo, que es su fuente de energía y reserva para ser utilizada "entre comidas". La otra forma es crear grasas para la energía a largo plazo. Hay que considerar también la grasa que se utilizara cuando no se ingieren alimentos. Consideremos por ahora la fuente de energía de grasa que será usada "fuera de temporada". Esta funciona perfectamente bien en la naturaleza y podemos dar un ejemplo de ella: Los osos comen ferozmente durante el verano y el otoño, llenándose de carbohidratos, que se convertirán en grasa. Durante su temporada baja, hibernan y su cuerpo cambia para quemar esa grasa almacenada. Por otro lado, podemos ver como actúan las personas con el almacenamiento de su comida. Ellas son muy buenas para guardar los alimentos para su temporada baja. Pero hoy, la mayoría de nosotros compramos en el supermercado, olvidándonos lo que era una temporada de mala cosecha que nuestros ancestros tenían.

Si comemos como osos, en preparación para el invierno, pero nunca hibernamos, nos engordaremos. Si comemos más de lo que necesitamos, nos pondremos gordos. Si queremos perder peso, como el oso, debemos comer menos de lo que necesitamos para que nuestro cuerpo queme nuestra energía almacenada.

Deseamos que fuera así de simple. Todo lo que tenemos que hacer es comer menos. Es lo que la gente nos dice, entonces nos condenan como moralmente débiles cuando no podemos bajar de peso. Los investigadores fácilmente pueden demostrar cómo casi cualquier dieta funciona, si las personas se comportaran como ratones de prueba en jaulas. Lamentablemente, esa es la medida de la supuesta prueba exitosa de muchas dietas.

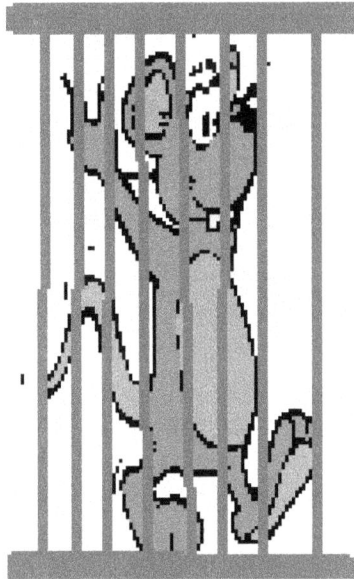

Si los investigadores le pagan a un grupo de mujeres con sobrepeso en la Universidad para probar una dieta en un dormitorio cerrado durante unas vacaciones de la escuela ellas perderán peso. **La verdadera prueba de una dieta debería ser si la pérdida de peso sucede una vez se quiten las barras de la jaula o el bloqueo de la cocina.**

Si usted esta realizando una dieta que le deja constantemente con hambre, y no se siente satisfecho por que sabe que si come más se producirá más grasa en su cuerpo y por lo tanto encontrará una animada aversión a esta dieta. Elimine las restricciones y como nuestro ratoncito, querrá comer cada vez más. Si está muy decidido, en seguir la dieta, usted perderá peso pero probablemente odiará cada

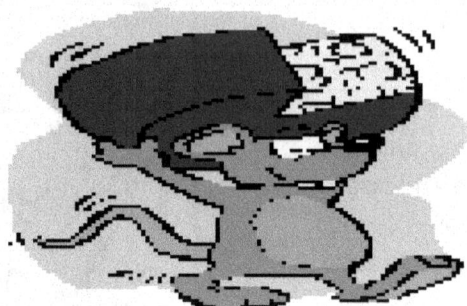

momento de esa dieta. Una dieta efectiva debe hacer más. Una dieta que funciona debe hacer que su cuerpo queme la grasa pero que le haga sentir que ha comido suficientes alimentos.

Hipócrates describe la primera de estas dietas y otras a través de los tiempos que han "re-descubierto el secreto" pero **El secreto, que funciona, no es un secreto.**

Tenga presente que su cuerpo sólo puede quemar dos tipos de energía y todo lo que usted come se convierte en uno de esos dos combustibles. Son el azúcar, en forma de glucosa, o grasa, convertido en una formula llamada cetonas. Casi cada célula de su cuerpo puede utilizar alguno de estos tipos energéticos pero sucede como en cualquier vehículo de combustible dual o edificio, que los utiliza, deben hacerse los ajustes necesarios para su óptimo rendimiento. Por ejemplo: Los vehículos equipados para correr con las mezclas de gasolina o combustible que contengan etanol, cuentan con sensores y programas de computadora para decidir cómo adaptar y ajustar el motor basado en la combinación de combustible que se está utilizando. Usted, también, tiene un sistema complejo en su organismo que cuenta con muchas vías de señales y transmisores, pero es el equilibrio de la insulina-glicógeno la base de la energía en su cuerpo.

Inicialmente, nuestros cerebros siempre claman por azúcar. Cuando nos privamos de comida o ayunamos, nuestros músculos queman grasa y nuestro cuerpo mantiene a nuestro cerebro bombeado el azúcar que necesita. Nos sentimos con hambre y estamos irritables porque sabemos que estamos bajos en energía. Podemos sólo durar unos días, ya que el azúcar procede de nuestro glicógeno almacenado, que representa nuestro suministro de energía "entre comidas". Después de un día o dos, de no ingerir alimentos, como estamos muy bajos en azúcar, nuestro cerebro cede y cambia para empezar a quemar grasa, y ahora, tenemos un amplio suministro de energía, a pesar de la falta de otros nutrientes, tenemos suficiente energía durante varios meses y nuestra hambre se reduce.

Aquellos que conocieron algunas cosas que hemos olvidado

- *Jesús fue al desierto y ayunó (¡durante cuarenta días!)*
- *Los profetas del Antiguo Testamento ayunaron*
- *Los nativos americanos ayunaban*
- *Los místicos en la India ayunaban*

Todos experimentaron una claridad de pensamiento y paz durante esta experiencia religiosa o mística. El ayuno, en muchas culturas, parece ser un camino hacia la paz interior y la iluminación.

De hecho, quemar grasa tiene otros efectos. Una vez que pasamos sobre la incomodidad inicial de hacer el cambio, realmente nos podemos sentir mejor y podemos pensar con más claridad. Para algunas personas que padecen un trastorno de convulsiones, sus cerebros se tranquilizan y estas disminuyen o desaparecerán. Un ayuno completo y puro, trae consigo profundos cambios en la química cerebral.

Casi un siglo atrás, los médicos estudiaron este fenómeno del ayuno y descubrieron que era la condición de cetosis, que es el estado que quema la grasa y se encuentra asociado con la búsqueda de cuerpos cetónicos en el torrente sanguíneo, lo que causa cambios cerebrales que suprimen las convulsiones. Con ese conocimiento, los investigadores fueron capaces de duplicar la represión de las convulsiones del ayuno mientras permitían que los pacientes pudieran comer. Ese tratamiento en ocasiones es aún utilizado, especialmente en niños que no han sido ayudados con medicamentos o cirugía. Hoy, se utiliza con poca frecuencia, ya que es difícil de seguir, requiere una dieta de muy poca comida excepto grasa o aceite. En el año 2008, algunos médicos en Londres realizaron un ensayo clínico importante, demostrando la validez de este descubrimiento.

Este conocimiento fue el que me permitió ir un paso más allá, en la creación de esta dieta. Encontré que la fórmula matemática desarrollada años atrás a través de la investigación sobre la "dieta cetogénica" terapéutica" podría ser adaptada a la dieta para la pérdida y control de peso. La cetosis señala quema de grasa y suprime el hambre, pero las dietas modernas de pérdida de peso que destacaron cetosis fueron de acierto o de pérdida. La mayoría destacó la reducción de carbohidratos o sustituir las proteínas de los carbohidratos, trabajando para algunas personas, pero no para otras. Yo lo sé muy bien, porque gané más de veinte kilos no deseados siguiendo todas las supuestas recomendaciones de una alimentación saludable. Las dietas "recomendadas" no hicieron nada por mí, por eso busqué y desarrollé una mejor forma para lograrlo.

Las dietas que son bajas en su cantidad de grasa pero altas en carbohidratos rápidamente dejaron de ser cetogénicas tan pronto las calorías aumentaron ligeramente. Las dietas que son bajas en carbohidratos y altas en proteínas podrían aumentar un poco las calorías, pero también dejarían de producir cetosis en algún momento. Esto tenía sentido, ya que la proteína que se come se rompe en aminoácidos.

Algunos aminoácidos se usan como bloques de construcción de remplazo en sus tejidos, mientras que el resto se utiliza como energía. Ya que la energía proviene de azúcares o grasas, los aminoácidos se vuelven uno o el otro. Eso significa que demasiada proteína puede producir suficiente azúcar para detener la cetosis.

Una dieta baja en carbohidratos, moderada en proteínas y con el equilibrio de su energía proveniente de grasas puede permanecer cetogénica en los niveles de hambre todo el tiempo hasta satisfacer plenamente sus requerimientos diarios de energía. En los niveles superiores de energía, esa dieta sería muy alta en grasa, al igual que la dieta aún prescrita para los niños con convulsiones, que muestra un régimen que es difícil para seguir.

Los médicos intentan seguir la regla *"Primum non nocere"* que significa **"En primer lugar, no hacer ningún daño"**. Por eso, tomé un enfoque conservador y he establecido unos límites adicionales. Fijado un límite máximo de grasa en 70 gramos por día, que es aproximadamente la cantidad de grasa que una persona que no está perdiendo peso debería consumir en una dieta baja en grasas recomendada por los defensores de cardiopatía. Establecer un límite inferior de proteína de aproximadamente 40 gramos por día para la mayoría de las personas, esta es una cantidad adecuada para adultos sanos. Sigua la gráfica a continuación.

Comparando cetosis de reducir el hambre mediante tres diferentes tipos de dietas

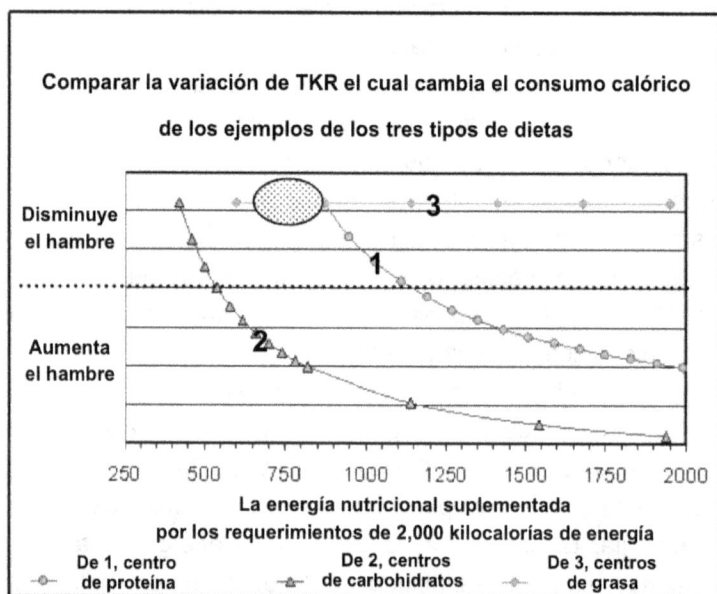

Comparar la variación de TKR el cual cambia el consumo calórico de los ejemplos de los tres tipos de dietas

La energía nutricional suplementada por los requerimientos de 2,000 kilocalorías de energía

De 1, centro de proteína   De 2, centros de carbohidratos   De 3, centros de grasa

Quienes siguen esta dieta correctamente toman unas semanas para acostumbrarse a ella y entender cómo reacciona su cuerpo. Algunas personas reducirán su dieta aún más, dándose cuenta que puede acelerar su pérdida de peso. La mayoría de los pacientes agregan ejercicio que altamente lo recomiendo. Hipócrates, también recomendaba aumento en ejercicio, en su método de perder o ganar peso. *El ejercicio* ayuda a todos y usted debe hacer ejercicio, pero sólo en la medida en que es capaz de hacerlo. Por desgracia, algunas dietas utilizan la excusa que su dieta sólo funciona si hace ejercicio. Es un caso de cambiar la culpa a la víctima. Seamos realistas, decirle a un trabajador de oficina de mediana edad que lleva sesenta o setenta kilos de más que se ponga ropa atlética y siga a la líder de ejercicio de veinte años en un gimnasio puede ser inútil. Algunas personas incluso no irán al gimnasio porque sufren de odio personal como consecuencia de su sobrepeso y temor a la ropa de gimnasia. Algunas almas valientes intentan mantener el ritmo, haciéndolo en exceso y perjudicándose a sí mismos.

Intentar visualizar ese instructor vestido en espandex llevando el equivalente a su peso extra en una mochila, es el ejercicio que ya usted está haciendo simplemente a través de sus actividades diarias. No piense que debe ejercitarse más allá de sus medios y fuerzas. En cambio, empiece poco a poco. Para mis pacientes a dieta con sobe peso, esto puede significar simplemente caminar un poco más lejos cada día o ir a un gimnasio o un centro de ejercicios, con una piscina y unirse a un grupo donde se practique el ejercicio acuático. Jugar un poco más con sus hijos, sobrinos o nietos. Ser razonable y trabajar con las cosas más duras mientras baja de peso. Deje que su propio cuerpo sea su guía.

Aumentar su nivel de actividad a través de un régimen de ejercicio regular podría significar que su pérdida será mayor de un kilo por semana. De cualquier manera, sea paciente. Recuerde, la pérdida de un kilogramo a la semana, significa que puede perder 50 kilos en menos de un año.

¿Ya tiene suficiente de diagramas y gráficas? Usted puede pasar las páginas y preguntarse cuál es la "fórmula mágica". Las necesidades de todos son distintas, pero un buen punto de partida se basa en considerar a una persona que necesita 2.000 kilocalorías de energía diariamente. Esto debería funcionar bien desde un punto de partida para la mayoría de las personas, pero un ajuste individual y personal puede ser necesario para algunos.

Piensa en la mezcla 60-40-10 como punto de partida. Si quema alrededor de 2.000 calorías cada día, esta mezcla debe proporcionar aproximadamente el 37 por ciento de sus necesidades de energía, mantener un moderado a fuerte estado de quema de grasa y el resultado es una pérdida de peso de un kilo (dos libras) cada semana. Intente mantener su consumo de grasa hasta comer al menos 60 gramos cada día, pero intente no ingerir más de 70 gramos. Las proteínas, para la mayoría de los adultos, deben mantenerse en alrededor de 40 gramos cada día, pero pueden incrementarse ligeramente si disminuye los carbohidratos por debajo de los 10 gramos que se permiten cada día. Si hace esto, puede sustituir 2 gramos de proteínas por cada gramo de carbohidratos inferior a los 10 gramos permitidos. Aunque hay mínimos de grasas y proteína "esenciales" en la dieta de cualquier persona, no existe tal cosa como una necesidad esencial de carbohidratos. Las cantidades de carbohidratos pueden ser menores, pero puede incluir si desea algunos vegetales de hojas verdes y otros alimentos que contengan pequeñas cantidades de carbohidratos cada día.

60-40-10 Plan diario	
Grasa	*60 gramos (pero no más de 70)*
Proteína	*40 gramos (hasta 65 si se cortan los carbohidratos)*
Carbohidratos	*10 gramos (o menos si desea más proteína)*

Puesto que estas cantidades son gramos, ¿cómo saber qué es lo que los alimentos contienen realmente? Hay varias maneras para obtener esta información, para la selección de los alimentos. En primer lugar, con las recetas en este libro, encontrará la cuenta aproximada con cada receta. Si están obteniendo recetas en libros o en Internet, busque recetas que incluyan dicha información. Los alimentos envasados incluyen esta información como parte de su etiquetado. Las verduras, aves, mariscos y carnes frescas no vienen con etiquetas de los productos, aunque algunos mercados proporcionan hojas de información. Por lo demás, utilice cualquier guía o estándar que desee adquirir o consultar en el Internet. Cómo utilizar una etiqueta nutricional se explica más adelante en el capítulo de compras. El siguiente capítulo sugiere cómo prepararse antes de empezar su dieta.

5

Preparándose

¡Felicidades! Ya que ha llegado tan lejos, está a punto de intentar esta dieta. Tome un poco de tiempo para prepararse antes de iniciar en esta dieta. Si tiene un problema médico que requiere vigilancia, tómese un tiempo para reunirse con su médico y desarrollar un plan antes de comenzar. De lo contrario, está listo para establecer una meta. Muchas personas comienzan una dieta sin un objetivo definido y esto se convierte en un "Vamos a ver qué se puede hacer". El establecer un objetivo primario le ayuda a tener enfocada la dirección y propósito de su decisión ¡No tenga miedo de hacerlo, porque esta dieta realmente puede funcionar si la aplica correctamente

Es importante establecer una meta realista. Si tiene dudas de establecer una meta debido a fracasos anteriores, recuerde que usted no fracasó sino, ¡su dieta le falló a usted! La página siguiente proporciona una gráfica de Índice de masa corporal (IMC). IMC es importante para los investigadores y las estadísticas, pero no es la mejor manera para que establezca su objetivo personal. Puede que a usted le hayan dicho su "peso ideal" basado en su índice de masa corporal, pero eso es sólo una suposición estadística basada exclusivamente en la altura.

Continúa en la página 45

Encontrar su categoría de IMC

Nota: IMC trata a hombres y mujeres por igual

	Bajo peso	Normal		Sobrepeso		Obesos		Extremada mente obeso
	Menos de	A partir de				De a		Más de
IMC	**18.5**	**18.5**	**24.9**	**25**	**29.9**	**30**	**39.9**	**39.9**
Altura		Peso corporal en libras						
4' 11"	92	92	123	124	147	148	197	197
5'	95	95	127	128	152	153	203	203
5' 1"	98	98	131	132	157	158	210	210
5' 2"	101	101	135	136	163	164	217	217
5' 3"	105	105	140	141	168	169	224	224
5' 4"	108	108	144	145	173	174	231	231
5' 5"	111	111	149	150	179	180	239	239
5' 6"	115	115	154	155	185	186	246	246
5' 7"	118	118	158	159	190	191	254	254
5' 8"	122	122	163	164	196	197	261	261
5' 9"	125	125	168	169	202	203	269	269
5' 10"	129	129	173	174	208	209	277	277
5' 11"	133	133	178	179	214	215	285	285
6'	137	137	183	184	220	221	293	293
6' 1"	140	140	188	189	226	227	301	301
6' 2"	144	144	193	194	232	233	310	310

Si quiere saber su IMC exacto, puede utilizar una calculadora de Internet proporcionada por el Instituto Nacional de Salud en

http://www.nhlbisupport.com/bmi/sp_bmicalc.htm

Encontrar su categoría de IMC

Nota: IMC trata a hombres y mujeres por igual

IMC	Bajo peso Menos de 18.5	Normal A partir de 18.5 24.9	Sobrepeso A partir de 25 29.9	Obesos De a 30 39.9	Extremadamente obeso Más de 39.9
Altura en cm	Peso corporal en kilogramos				
145	39	39 52	53 62	63 83	83
150	42	42 56	57 67	68 89	89
155	44	44 59	60 71	72 96	96
160	48	48 63	64 76	77 102	102
165	51	51 67	68 81	82 107	107
170	54	54 71	72 85	86 115	115
175	57	57 76	77 91	92 122	122
180	60	60 80	81 97	98 129	129
185	64	64 85	86 102	103 137	137
190	67	67 90	91 108	109 144	144

Si quiere saber su IMC exacto, puede utilizar una calculadora de Internet proporcionada por el Instituto Nacional de Salud en

http://www.nhlbisupport.com/bmi/sp_bmicalc.htm

El problema del uso de IMC

IMC es un punto de partida, ya que se basa en las estadísticas, no de una evaluación individual. Puede proporcionar respuestas adecuadas para algunos pero totalmente ser insuficiente para otros. Considere la posibilidad de una mujer que mide 5 pies 3 pulgadas de altura. Su índice de masa corporal "saludable" colocaría su peso entre 105 y 140 libras. Quizás eso es lo que ella pesaba cuando empezó la escuela secundaria, pero después de varios hijos, ahora pesa 280 libras. Durante ese tiempo sus huesos y músculos han sido remodelados para llevar ese peso extra. 280 Libras, ella ahora tiene 140 libras de grasa, exactamente la mitad de su peso. Las restantes 140 libras le representan "masa corporal magra" y se compone de todo lo que no es grasa.

Su IMC recomendaría que ella perdiera al menos 140 libras para estar "saludable", pero nadie puede vivir sin alguna grasa corporal. El IMC ha creado un objetivo imposible para ella. La mayoría de las mujeres son saludables cuando tienen aproximadamente del 19 al 22 por ciento de su peso corporal en grasa. Sólo una mujer sumamente en forma, tal vez un atleta profesional, podría ir unos puntos inferiores.

Usando un porcentaje de grasa corporal medido, un objetivo realista para esta mujer sería entre 173 y 179 libras. Más tarde, conforme se re-moldea su cuerpo en un peso menor, ella podría cambiarse a un objetivo menor.

Continuación de la página 41

En lugar de sólo IMC, utilice uno de dos factores para decidir cuál debe ser su objetivo. Mejor aún, utilizarlos juntos. En primer lugar, considerar su historial de peso, preguntándose a sí mismo lo que pesaba en varios puntos en su vida y a lo que le gustaría volver. A continuación, medir el porcentaje de grasa corporal para encontrar el peso más saludable. Hay muchas formas para determinar ese porcentaje, incluso si está haciendo esto por usted mismo en casa.

Medir grasa corporal en casa

Hay dos formas fáciles de medir su grasa corporal en la intimidad de su hogar. Escalas de baño baratas que usan impedancia eléctrica para calcular la grasa corporal realmente funcionan. Son generalmente precisas dentro de unos cuantos puntos porcentuales.

Las pinzas de piel pueden adquirirse por unos cuantos dólares a través de tiendas de suministros deportivos y médicos. Las pinzas de piel se utilizan para medir el grosor de una pizca de su piel. Los profesionales miden ese espesor en siete puntos y utilizan un equipo computarizado para realizar cálculos complejos. Pinzas de bricolaje, en su lugar, pueden utilizar una sola medida y una tabla sencilla para hacer lo mismo. Que es lo suficientemente cerca como para su uso, pero asegúrese que su pinza viene con instrucciones para uso doméstico.

Una vez que usted estima cuánta grasa tiene en su cuerpo, puede determinar cuál debería ser su peso con una saludable cantidad de grasa corporal. Más información sobre cómo hacer esto está disponible en línea en www.hippocraticDiet.com._Un médico, una enfermera o un instructor entrenado en un gimnasio local pueden ayudar en esto. Además de peso, establecer otras metas personales que le gustaría alcanzar. Esto podría ser un tamaño de ropa, cintura o algo personalmente significativo.

A continuación, limpiar su armario e ir de compras. Si usted vive solo, deshacerse de todos los alimentos que le hicieron ganar peso. Si usted vive con otras personas, pensar en separar algunos de sus alimentos. Más tarde, su familia o compañeros desearán algunos de los alimentos que usted preparará, pero por ahora, no deje que sus preferencias influyan en lo que pone en su cuerpo.

Las páginas siguientes tienen dos listas de alimentos, algunos para limpiar y otros para abastecerse. Le sugiero obtener estos elementos básicos para abastecer su armario, ya que son alimentos que va a utilizar en sus recetas de dieta y plan de comidas. Más información acerca de cómo seleccionar los alimentos correctos está disponible en el capítulo de compras.

Cuando usted mira los alimentos recomendados, no se alarme si a veces no solemos comer todos los alimentos. Si hay alimentos que le producen alergias o no los comerá por razones religiosas u otras causas, páselas. Si encuentra alimentos que nunca ha probado, sea atrevido y disfrute de este gran momento para romper viejos hábitos.

Alimentos para limpiar

- *Azúcar, miel, jarabe de maíz, jarabe de arce y otros jarabes azucarados*
- *Harina, harina de maíz, avena, cereales para el desayuno y otros productos de granos*
- *Patatas, arroz, guisantes, frijoles, espaguetis, fideos, pastas y otros alimentos con almidón*
- *Pan, migas de pan, galletas, pasteles, magdalenas, donas y otros productos horneados*
- *Refrescos, excepto productos libre de calorías*
- *Bebidas alcohólicas*
- *Aderezo de ensalada que contiene carbohidratos o MSG*
- *Todas las bebidas de frutas y frutas azucaradas*
- *Todas las sopas, a menos que sean libres de MSG*
- *Mezclas para pasteles, a menos que sean sin azúcar*
- *Carne procesada a menos que sea libre de MSG*
- *Alimentos falsos etiquetados "bajos en grasa" o "sin grasa"*
- *Caramelos, goma, helado/mantecado a menos que no tenga azúcar o sea bajo en carbohidratos netos*
- *Medicamentos de venta libre y caramelos que contienen azúcar, si existe una alternativa sin azúcar que puede ser utilizada*
- *Mezclas de especias que contengan MSG*
- *Salsa inglesa y salsas de soja*
- *Grasas hidrogenadas, incluyendo la margarina, mantecas y grasas trans*

*Por ahora, todos estos elementos le harán tener antojos por estos alimentos. Cuando llegue a un nivel de mantenimiento, podrá disfrutar de **algunos** de los artículos de esta lista.*

Alimentos para abastecerse

- *Edulcorante libre de calorías de su elección*
- *Líquidos edulcorante libre de calorías*
- *Limón y Lima (fresca o jugo)*
- *Carnes y aves de corral sin caldo agregado*
- *Aceite de oliva extra virgen*
- *Aceite de sésamo (sin refinar)*
- *Pescado fresco o congelado (sin recubrimiento)*
- *Verduras frescas y congeladas (pero no judías, guisantes y otras leguminosas)*
- *Apio*
- *Espinacas, lechuga y mezclas de ensalada*
- *Aguacates y aceitunas (tipos de frutas no azucarados)*
- *Crema batida pesada*
- *Mantequilla real*
- *Queso real*
- *Crema agria real (no baja en grasa)*
- *Huevos (altos en los ácidos grasos omega-3 preferidos)*
- *Nueces*
- *100% puro cacao de cocción*
- *Mayonesa real (mayonesa de aceite de oliva preferido)*
- *Conservas de atún envasado en aceite de oliva libre de MSG*
- *Chicharrones de cerdo (sin sabor, libres de MSG)*
- *Tocino y salchicha libre de MSG*
- *Postres de gelatina sin azúcar (Jell-O ™)*
- *Mezclas de especias sin azúcar y sin MSG*

Más información sobre la elección de alimentos está en el capítulo de compras.

Además de alimentos, hay unos elementos que tendrá que probar usted mismo y supervisar su pérdida de peso. Estos son:

- Escala o báscula de baño
- Escala de dieta para la cocina
- Multivitaminas con minerales
- Suplemento de fibra sin azúcar
- Tiras reactivas de cetona
- Hacer referencia a "Contar calorías"

Cada uno de estos elementos tiene un propósito importante, por lo que no omita este paso.

Su escala personal es muy importante. Muchas personas han aprendido a tenerle pavor a su báscula/escala, debido a la frustración anterior con dietas fallidas. Con esta dieta, usted puede aprender a amar a su báscula/escala, porque le ayuda a realizar un seguimiento constante de su progreso. Viendo cómo los números van bajando puede ser gratificante.

Aunque puede que usted ya tiene una báscula/escala, vea si usted puede pasar esta prueba. ¿En primer lugar, puede medir pequeños cambios? Una escala útil debe ser capaz de mostrar los cambios de la mitad de una libra o menores. Las escalas de baño tienen diales pequeños, ilegibles o aquéllas que rodean las lecturas electrónicas para la libra más cercana, no son lo suficientemente precisas como para ser útiles en este caso. Esta dieta funciona mejor cuando recibe comentarios sobre sus cambios día a día. Se requiere una báscula/escala precisa para hacerlo. Su báscula/escala debe ser confiable. Párese en ella unas cuantas veces. Si le da la misma lectura cada vez, es confiable. Si no lo hace, tirela a la basura antes que le haga más daño que bien.

Sorprendentemente, una báscula/escala de baño no tiene

que ser perfectamente precisa para trabajar bien. Si la báscula/ escala es precisa y fiable, no importa si le da un número ligeramente diferente a una báscula/escala más precisa en el consultorio de su médico. Recuerde realizar el seguimiento de su peso en la misma báscula/escala y bajo las mismas condiciones, ya que le interesa ir siguiendo la tendencia que le mostrará la báscula/escala.

También debe probar su escala de dieta para la cocina por su precisión y fiabilidad, pero es necesario que sea exacta. Esta será la herramienta que le permite juzgar qué tamaño de porciones de alimentos funcionan para usted. Existen escalas de resortes buenas pero puede ajustar una escala electrónica para pesar alimentos en un plato, haciéndolo más fácil de usar. Si no puede encontrar una escala razonable en una tienda de cocina, una escala de franqueo electrónico de un suministro de oficina también funciona. Encuentre un modelo con incrementos en gramos.

Un suplemento multivitamínico diario con minerales es esencial para las personas, ya sea en esta o cualquier otra dieta. Las necesidades individuales y elección de alimentos varían, poniendo a las personas en riesgo de perder algunos importantes micronutrientes. Un suplemento multivitamínico y mineral diario es el mejor seguro para que esto no suceda. Aunque hay reclamos diciendo lo contrario, para estos fines casi cualquier marca fiable funciona.

La Fibra diaria sin azúcar es una necesidad absoluta en esta dieta. Su cuerpo procesa los alimentos encontrados en esta dieta con muy poco desperdicio fecal. Se producirá poco grueso para sus movimientos intestinales. Ya que sus intestinos se han acomodado a las grandes cantidades, la cantidad menor de desperdicios fecales sólo se sentará allí hasta que poco a poco, se estriña. Agregar fibra a su dieta desde el principio para evitar este problema. No espere hasta que esto ocurra. Hay muchos suplementos de fibra en la farmacia, pero asegúrese que sean sin azúcar.

El suplemento más antiguo y más confiable es de fibra *Plantagio psyllium* vendido en algunos países en polvo sin azúcar como Metamucil ™. Requiere agregar una cucharadita en un vaso de agua, agitarlo con una cuchara y beberlo rápidamente. El *Plantagio psyllium* también viene en una cápsula que es más fácil de tomar, pero la cápsula no puede tener la misma fiabilidad. Algunas personas prefieren uno de los nuevos tipos de fibra insípidas que pueden disolver en el café de la mañana o en otra bebida. Cualquiera que elija, siga las instrucciones de la etiqueta y ajuste la cantidad para que se adapten a su necesidad para que el resultado sea un movimiento intestinal diario sin presión o incomodidad. La sección sobre la lectura de etiquetas de nutrición le dirá más acerca de la comparación de estos.

Las tiras reactivas de cetona pueden resultar familiares si ha probado otras dietas bajas en carbohidratos. Estos vienen en un bote de cincuenta y se encuentran generalmente con los suministros diabéticos de pruebas en la farmacia. La marca es Ketostix ™ o genéricamente puede ser llamados tiras reactivas de cetona. Analizaremos cómo y por qué utilizarlos pronto.

Muchas personas ya tienen un libro de referencia para contar calorías de algún tipo. Cualquiera funciona, si muestra gramos de grasa, proteína y carbohidratos para vegetales comunes, carnes y pescados. La mayoría de estos libros están llenos de listados detallados de productos envasados innecesarios. La misma información siempre está disponible en el propio envase, donde va a ser actualizado. Lo necesitará para los elementos nuevos que no están empaquetados. También puede encontrar esa información en el Internet si no tiene disponible un libro de referencia.

Personas a dieta y la enfermedad de la vesícula biliar

Su vesícula biliar es un saco de almacenamiento pequeño que contiene bilis producida por el hígado. Este suministro de bilis entonces se vuelca en su intestino siempre que sea necesario para ayudar a romper las cadenas largas de grasa antes de ser absorbidas. Algunas personas desarrollan piedras, inflamación e incluso infecciones en la vesícula biliar. Si le han removido quirúrgicamente la vesícula biliar, aún se produce bilis pero no puede ser suministrada en grandes cantidades cuando es necesario.

Desafortunadamente, los siguientes grupos tienen estadísticamente mayor riesgo de tener problemas en la vesícula biliar:

- *Mujeres, especialmente aquellas que han tenido hijos (el riesgo sube mientras más niños tiene)*
- *Personas que son mayores de 40 años*
- *Personas que tienen sobrepeso*
- *Personas que están a dieta*

Téngalo en cuenta cuando haga la dieta. Si usted es incapaz de digerir la grasa, desarrolla síntomas tales como sentirse lleno, náuseas, hinchazón o diarrea después de comer grasa, intente cambiar a una diferente grasa como aceite MCT y hable con su médico sobre medicamentos que le ayuden.

Si desarrolla dolor abdominal, sensibilidad o incomodidad, especialmente en la zona abdominal superior derecha bajo la caja toráxica, busque ayuda médica de inmediato.

Si alguna vez se ha enfermado de la vesícula biliar o tiene dificultades para digerir la grasa, debe encontrar un producto adicional llamado aceite MCT (por triglicéridos de cadena media). MCT es una forma de grasa que es digerible sin que su cuerpo primero rompa la larga cadena de moléculas grasas que normalmente se encadenan juntas. Esto permite que la energía de la grasa dietética se pueda usar inclusive para las personas que no pueden digerir fácilmente la grasa. Si usted sufre de esta dificultad, sustituir el aceite MCT por otras grasas en las recetas que se encuentran aquí.

Encontrar aceite MCT puede ser difícil. Las farmacias de los hospitales lo venden en un grado puro muy caro. Si un almacén de alimentos naturales cerca de usted no tiene en existencias un grado para el consumidor, puede ordenarlo en línea o por teléfono. Si no puede encontrar aceite MCT, puede intentar usar aceite de coco sin refinar, disponible en las tiendas de especialidad y alimentos naturales. Es una fuente natural de los triglicéridos de cadena media.

Además, hay un medicamento que su médico puede recetarle llamado **ursodiol** (ácido ursodesoxicólico), que se prescribe como Actigall™ y bajo varios otros nombres comerciales. La investigación ha demostrado que puede evitar la formación de cálculos biliares en muchas personas. Si experimenta problemas al comer alimentos grasos, hable con su médico acerca de cómo iniciar este medicamento <u>antes</u> que usted empiece la dieta.

Esto es suficiente preparación para la mayoría de la las personas, sin embargo, si está siendo supervisado por un médico, por cualquier razón, platique sobre su plan de dieta antes de comenzar.

El siguiente capítulo le guiará a través de cómo iniciar su dieta al encender el conmutador para quemar la grasa.

6

Empezando la dieta

Esta dieta tiene tres fases, 1)comenzando, 2)quemar grasa y 3) mantenimiento. Este capítulo es acerca de cómo iniciar, que es la parte más corta pero más difícil de esta dieta. Afortunadamente, hay muchas personas que pueden iniciar esta dieta fácilmente, pero otros pueden sentirse irritables y cansados por un día o dos. Recomiendo a mis pacientes empezar en un fin de semana, cuando no estén trabajando, viajando o tenga eventos importantes programados. El objetivo de esta fase inicial es desplazarlo rápidamente fuera de la "dieta cúspide". En este caso una cúspide es un punto fuerte, en la intersección de la quema de azúcar y la quema de grasa. Todas las dietas de pérdida de peso deben tener la quema de grasa como su objetivo, pero la mayoría de dietas lo mantienen justo en esta intersección. Imagínese estar sentado en un punto muy puntiagudo. Mantenerse en este punto es muy incómodo y hace que muchas dietas fallen. Cuando está entre la quema de azúcar y quema de grasa, usted puede sentirse irritable, débil, confundido y podrá desarrollar una obsesión con los alimentos. *La fase inicial de esta dieta está diseñada para ayudarle a pasar ese punto y llevarlo al punto cómodo de quemar grasa lo más rápidamente posible.*

La forma más sencilla de decirle a su cuerpo que debe quemar grasa es a través de la inanición total o ayuno. Si usted no come absolutamente ningún alimento, su cuerpo hace el cambio al quemar su grasa almacenada en cuestión de días, pero algunas personas tendrán dificultad con un ayuno total. Esta dieta inicial proporciona estrategias y alternativas para esos días iniciales. Estas estrategias ofrecen una alternativa al ayuno parcial y pueden ser más fáciles que observar un ayuno total. La estrategia más rápida se llama **ayuno parcial libre de calorías** y el segundo llamado el **ayuno parcial centrado en la grasa**. El uso de uno o el otro, priva a su cuerpo de azúcar. Obliga a las hormonas y a los neurotransmisores que regulan el hambre a gritar por azúcar. Su cuerpo, a continuación, se ve obligado a quemar su suministro de emergencia de glucógeno, el almidón que proporciona una corrección rápida de azúcar. Conforme quema este suministro de glucógeno y azúcar, este se convierte en escaso, y sus músculos comienzan a quemar grasa, pero su cerebro resiste el cambio y sigue utilizando el azúcar restante. Sus células cerebrales esperarán mientras el suministro de azúcar está bajo. *Debido a esto, puede encontrarse ansioso, gruñón, o malhumorado y tener dificultades para concentrarse.* **Programe sus eventos personales de acuerdo a esto.** *Si es un piloto de aerolínea o un neurocirujano, ¡tómese unos días libres!*

Una vez finalizado su cambio, empezará a sentir nuevas energías. Cuando su cerebro comienza a quemar grasa, se producen cambios sutiles en su química cerebral y los niveles de los neurotransmisores. Tenga presente que el ayuno deliberado ha sido utilizado para promover la paz interior desde hace miles de años en muchas culturas.

Una vez que han alcanzado este estado de quemar la grasa, esta dieta pretende mantenerlo allí. Esto es muy diferente a mantenerlo al borde cómo lo mantienen otras dietas.

¿Experimentando tranquilidad en la grasa?

"Mary" asistió a una reunión después de iniciar su dieta. Ella se preocupó que se sentiría fuera de lugar, al no tomar alcohol. En su lugar, ella tomó club soda y se sentía maravillosa. Dijo "Creo que la cetosis me mantuvo relajada, teniendo la euforia que el alcohol me hubiera dado sin haber tomado un trago."

Cambios similares de química cerebral pueden ser el mecanismo responsable de los beneficios de una dieta rica en aceite de pescado para problemas de salud mental. Esto es un avance importante ahora estudiado alrededor del mundo.

Durante esta fase de iniciación, puede perder peso rápido. Esto se denomina "pérdida de agua", pero es realmente el resultado de la pérdida de glucógeno. El glucógeno pesa más que la grasa, por lo que perderá peso con mayor rapidez cuando esta se quema. Además, el glucógeno está enlazado al agua por lo que la idea de la pérdida de agua es parcialmente correcta. Esta rápida pérdida de libras es muy importante, pero esto no es el escenario deseado de la constante pérdida de grasa. Es esta rápida pérdida de peso que permite a algunas dietas hacer afirmaciones acerca de perder tantos kilos en pocos días.

Exactamente cuánto tiempo tarda esta transición de quemar grasa variará, porque algunas personas pueden ser físicamente adictas a la comida alta en carbohidratos y las importantes vías de enzimas que convierten la grasa almacenada en energía para que quemen la grasa, pueden ser débiles. Si omitir una comida lo pone de mal humor o le impide pensar claramente, puede haber debilitado las vías para quemar grasa. Si es así, permítase un poco de tiempo adicional para esta fase inicial.

Atrofia

Si usted ha tenido alguna vez un brazo o una pierna dentro de un yeso, puede saber lo que es la atrofia. Su cuerpo está diseñado en muchas maneras para "Usarlo o perderlo". Como las células se desgastan, su cuerpo conserva recursos al favorecer la sustitución para aquellas cosas que son más activas. Cuando sale de su yeso, sus extremidades pueden estar débiles y necesitan ejercicios especiales o terapia física para recuperar la fuerza que tenía antes que estuviera inactivo.

Del mismo modo, las conexiones del cerebro, los niveles del neurotransmisor y rutas de enzimas pueden responder al uso. Si nunca da a su cuerpo la oportunidad de quemar grasa, usted ha intentando activar conmutadores que podrían estar oxidados y rígidos. Sea paciente, las habilidades de su cuerpo volverán.

Las opciones para el ayuno parcial libre de calorías son simples. Durante esos días, no comer nada que contenga una cantidad significativa de calorías. Limitar lo que come a la siguiente lista:

**Las cosas que usted puede comer durante
un ayuno libre de energía**

- Agua, café, té y refrescos de dieta libres de calorías
- Edulcorantes artificiales
- Goma de mascar sin azúcar
- Apio
- La mayoría de especias (excluyendo MSG)
- Medicamentos recetados por su médico
- Suplementos de vitaminas y minerales sin azúcar (requeridos)
- Suplementos de fibra sin azúcar (requeridos)

Debe beber mucha agua u otros líquidos durante este tiempo. Siguiendo este método debe enviar a su cuerpo a quemar grasa tan pronto como un ayuno total, sin sentirse privado.

Sin embargo, un ayuno libre de calorías puede ser demasiado severo para algunos. Si prueba esto y se encuentra listo para rendirse, cambie al plan de ayuno parcial centrado en la grasa. Puede agregar cualquier cosa en la siguiente lista, siempre que usted no exceda de sesenta a setenta gramos de grasa cada día. Debido a que estos pueden contener pequeñas cantidades de proteínas y carbohidratos, esto puede extender su fase inicial a otro día.

Los elementos en la siguiente lista se explican en las secciones sobre recetas y compras. Lea estas secciones, así no compra los productos equivocados o utiliza una receta alta en ingredientes que no le ayudaran a lograr su meta.

Alimentos que puede agregar a un ayuno parcial centrado en grasa

- Aceite de oliva extra virgen y aceite de sésamo sin refinar
- Crema batida real o nata pesada ¡no nata preparada!
- Crema agria real
- Mayonesa real
- Mantequilla real
- Crema soda real hecha en casa
- Jell-O ™ sin azúcar (en cantidades limitadas)
- Nata o crema batida casera real

Utilice el sésamo o aceite de oliva, mayonesa y el dip de queso azul sobre el apio (que se encuentra en la sección de recetas del capítulo 14). La nata real casera (también en la sección de recetas) agregar un poco para el postre de gelatina sin azúcar. Use crema real para su café. Siga la receta para la crema soda real. *"Real" es la palabra clave en varias de estas recetas.* Usted puede que esté tan acostumbrado a sustitutos que el uso de ingredientes reales en lugar de sustitutos azucarados falsos pueden parecerle extraños. Le sugerimos seguir las recetas de cerca hasta que aprenda los conceptos básicos. Más tarde, será libre de seguir adelante y desarrollar sus propias variaciones. Aunque sólo será en la fase inicial de esta dieta durante unos días, seguirá disfrutando de algunos de estos gustos a lo largo de su dieta.

Sólo necesita permanecer en esta fase inicial brevemente. La mayoría de la gente tomará unos dos o tres días, aunque algunas personas pueden tener incluso cuatro o cinco días de azúcar almacenado. Una vez que su cuerpo comienza a descomponer naturalmente la grasa almacenada, los cambios químicos en la sangre, serán una señal que estás listo para pasar a la fase de la dieta de quemar grasa y reanudar la comida.

¿Cómo sabrá cuando ha llegado a esta etapa? Unas pocas personas pueden notar alguna diferencia en su orina y un sabor afrutado en la boca, pero la manera fiable para saber cuándo se está utilizando la grasa de almacenamiento es con una simple prueba casera. Habrá completado la fase inicial cuando esta prueba sea positiva.

Ahora puede utilizar las tiras reactivas de cetona que adquirió. Para utilizar una tira reactiva tómela del lado plástico mientras moja el papel en el flujo de orina. Si usted encuentra esto incómodo, puede atrapar orina en una taza desechable y mojar la esquina de la prueba. De cualquier manera, necesita sólo una gota para que quede húmedo. No probar cuando empieza a orinar. Espere hasta que haya hecho más de la mitad. Debe esperar porque las cetonas son un tipo de grasa, y podrían estar flotando en la parte superior de la vejiga y no estar presentes en las primeras gotas de orina que expulsa. Después que la tira reactiva está húmeda, esperar quince segundos. Si se está quemando grasa almacenada suficiente para mostrar en la orina, el indicador cambiará de color. Comparar la tira a la tabla de comparación en el lado de la botella, que se asemeja a la imagen descrita abajo, aunque será el gráfico en color. Los colores varían entre beige pálido y color marrón rojizo profundo.

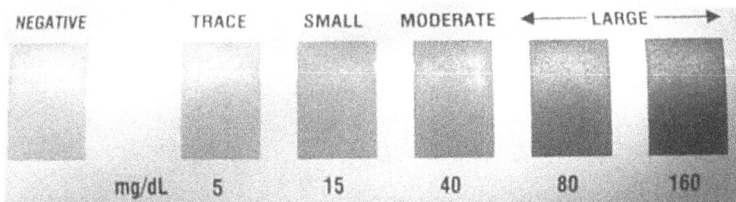

NEGATIVE	TRACE	SMALL	MODERATE	◄——— LARGE ———►	
mg/dL	5	15	40	80	160

Nunca un examen de orina es tan preciso como las pruebas de sangre, pero esta es indolora, barata y hecha en la privacidad de su hogar. Existen medidores caseros para las pruebas de sangre, pero las pruebas son costosas y requieren que se pinche usted mismo para obtener una gota de sangre. Para efectos del control de su dieta, esta prueba es suficiente.

No espere mostrar mucho el primer día, pero después de unos días, el color debe llegar a moderado o grande (moderate o large). Una vez que llegue a ese punto, está listo para avanzar y empezar a seguir los planes de comida sugeridas y las recetas.

7

Comer para perder peso

En esta etapa de la dieta que está en la quema de grasa sólida, es hora de empezar a comer. Usted ya puede haber perdido unos kilitos durante la introducción. Ahora, usted será capaz de comer una variedad de alimentos en las cantidades adecuadas y proporciones. Este equilibrio lo debe mantener de sentir hambre mientras sigue bajando de peso a un ritmo de dos o más libras (un kilo) cada semana. El plan diario que se muestra a continuación es un ejemplo, con planes completos y recetas previstas en el capítulo 14.

Algunas personas prefieren que se les diga exactamente qué comer cada día, mientras que otros prefieren la independencia en sus selecciones de alimentos. Debe considerar los planes de comida y recetas como un punto de partida. Más adelante, en los capítulos 9 y 14, verá lo sencillo que resulta crear nuevas recetas o modificar otras para adaptarse a esta dieta. Puede compartir sus creaciones con otros en www.HippocraticDiet.com. Algunas de las recetas dadas en el capítulo 14 provienen de personas como usted.

He encontrado que la mayoría de las personas que tienen éxito al comenzar siguiendo las recetas y los planes de comida durante unos días. Una vez que vean lo sencillo y eficaz que son, comienzan a experimentar y cambiar las cosas. El mantener estrecha vigilancia sobre su propio progreso es la mejor manera para ver qué cambios realmente le funcionan bien.

Todas las comidas usan el plan de seguimiento del 60-40-10. Se trata de una persona que utiliza a diario unos 2.000 kilocalorías o más de energía. Algunas personas que son más pequeñas, mayores o menos activas pueden quemar menos calorías y necesitan ajustar sus cantidades del plan de comidas ligeramente hacia abajo. Cuando se cambia de la fase de iniciación a esta fase de su dieta, no podría ser más sencillo. Se sorprenderá gratamente en cómo se siente lleno, al comer porciones que

---

Plan de comidas de un día típico

Desayuno
Café (o té o chocolate)
con crema real y edulcorante sin calorías
Un huevo grande, cocinado al gusto
Tiras de tocino en rodajas gruesas
(o salchicha sin msg o salmón ahumado frito)

Almuerzo
Bebidas sin calorías
Ensalada verde con aderezo de aceite de oliva extra virgen

Cena
Bebidas sin calorías
Una porción pequeña de Salmón frita en aceite de oliva (o mantequilla) con especias
Espárragos con curry y mayonesa real
Postre de crema de chocolate

Refacción/ Merienda
Porción de nueces

son mucho más pequeñas que lo que comía en el pasado. Inicie siguiendo los planes de comida y recetas suministradas en este libro.

Intercambie esas cosas que le gustan o no, pero mantenga la mente abierta acerca de recetas y alimentos que no ha probado antes. Seguir utilizando las tiras reactivas de cetona para asegurarse que se mantiene en un nivel moderado o alto de cetosis. Ver su escala y vea si puede detectar una pérdida de un cuarto de libra cada día. Ver lo que funciona para usted y ajustar y personalizar la dieta para satisfacer sus necesidades.

¿Cómo sabe lo que funciona para usted? Puede personalizar su dieta mediante el seguimiento de su progreso diario, una habilidad que aprenderá más tarde, con el apéndice D para el seguimiento de su progreso. Después de unas semanas usted se acostumbrará a su nueva dieta que se convertirá en una segunda naturaleza, pero inicialmente debe mantener estrecha supervisión de su dieta. El esfuerzo adicional de tomar notas diariamente puede hacer la diferencia entre que navegue en su dieta sin dificultad, sin subidas y bajadas, con puntos meseta o intermedios y un progreso lento en algunas áreas.

60-40-10 Plan diario	
Grasa	*60 gramos (pero no más de 70)*
Proteína	*40 gramos (o hasta 65 se cortan los carbohidratos)*
Carbohidratos	*10 gramos (o menos si desea más proteína)*

Todas las dietas son notorias por sus mesetas, estos son períodos en donde la dieta parece no ser tan eficaz como cuando se empezó. Muchas personas piensan que han alcanzado un punto específico biológico, aunque aún se encuentren con sobre peso. Esta es otra idea falsa que mantiene a la gente con sobrepeso.

Anteriormente, he mencionado el ejercicio adicional que ha estado haciendo, y ha ido arrastrando por algún tiempo todo ese peso extra. Cuando usted hace la dieta, se producen dos cosas importantes: Una es que empieza a usar vías de energía que están oxidadas y débiles y pueden no haber tenido mucho uso en años. Conforme hace la dieta, están ejercitando esas vías de energía y empiezan a operar más eficientemente. Cambiará su balance energético, debido a que su cuerpo se da cuenta que está en un déficit de energía, y debe exprimir hasta la última gota de energía de los alimentos que consume y también la de su energía almacenada. Conforme pierde la grasa, acarrea menos peso, causando que necesite menos energía para las mismas actividades de su rutina diaria. Esto le

---

¿Es tan inteligente como su coche/auto?

Su coche/auto tiene un equipo para variar la ignición e inyección de combustible entre los modos de la economía y rendimiento. Puede detectar cuando se cambia el nivel de octanaje de la gasolina. Su cuerpo es infinitamente más inteligente que su coche/auto. Si ahora tuviera la computadora de su coche/auto, podría estar operando en el modo de remolque.

hace creer que ha alcanzado un punto fijo, un peso que no puede ir por debajo de él, pero No, no es así. Si está aún con sobrepeso y las necesidades de energía han disminuido, ajuste su dieta. El plan *60-40-10 es un punto de partida y debe* Individualizarlo de acuerdo a sus necesidades de energía conforme estas disminuyen.

Las muestras de planes de comida existen porque la gente pide más información cuando ellos están empezando la dieta. En lugar de calcular lo que funciona para ellos, estaban pidiendo un simple punto de partida. Algunas personas siguen usándolos como una guía, pero otras personas eligen las recetas y combinaciones que les gustan después de las primeras semanas. Incluso con estas recetas y planes de comida, lo siguen bien. Son todas las aproximaciones y métodos para cocinar, incluso diferentes marcas de productos o cortes de carne pueden alterarlos. Los ajustes más útiles a su dieta serán los que desarrollará usted mismo.

Algunas personas estaban desilusionados cuando les dije que hicieran un seguimiento de su dieta porque no habían sido exitosos en el pasado, mantenido un diario de alimentos en las sesiones en una cadena de pérdida de peso. Lo habían hecho y todavía no habían tenido éxito en bajar de peso. Cuando encontraron que estaban perdiendo peso en esta dieta, el seguimiento de los progresos y el ajustar su dieta para lograr la pérdida constante, hizo que el esfuerzo valiera la pena.

Cada día de esta dieta ofrece nueva información sobre qué funciona y qué no. Antojos por alimentos que repentinamente regresan pueden sabotear la pérdida de peso o su mantenimiento. Muchas veces una persona a dieta trae la etiqueta de un alimento sospechoso a nuestras reuniones de grupo. Constantemente nos encontramos con un estimulante del apetito hábilmente escondido en la lista de ingredientes. Usted aprenderá acerca de evitar esas cosas ocultas en el capítulo de compras. Es el capítulo, que sugiero releer periódicamente. Hay muchas maneras que las empresas de alimentos pueden sabotear su dieta y hará el ir de compras en una experiencia nueva.

Cuando haya completado su ayuno parcial y empiece a comer, será feliz al comer nuevamente, pero usted estará escéptico sobre el tamaño de las porciones pequeñas. La mayoría de mis pacientes han sido muy sorprendidos al darse cuenta que están satisfechos con estas aparentemente porciones pequeñas. Esa es la magia de su cuerpo. La dieta no es mágica, pero si su cuerpo. A pesar de años de abuso, puede volver a saber lo que es saludable y lo que necesita.

Aquellos que son escépticos intentarán hacer trampa. Razonarán que pueden hacer dieta más lentamente y que no necesitan crear un cambio tan grande. Están equivocados. Aunque pueden perder unos kilitos, la lucha es constante. ¿Por qué? Debido a las condiciones que su cuerpo usa para quemar grasa al máximo con una señal la reducción del hambre va a ser derrotado por esta conducta de engaño. En lugar de tener un tiempo más fácil, como habían asumido, lo hace mucho más difícil. En lugar de regañarlos sobre su locura, le dejo al grupo que les enseñé con el ejemplo. Al ver y escuchar cómo otros miembros están perdiendo rápidamente de peso por no tomar atajos, eventualmente cambian y comienzan las libras a desaparecer fácilmente para ellos también.

Pronto, voy a explicar cómo realizar un seguimiento de su progreso y determinar lo que funciona para usted. ¿Mediante los planes diarios dados aquí como una dieta general estos muestran un punto de partida para la persona promedio, pero quién es esta? Es quien mantiene una estrecha vigilancia sobre su progreso diario y aprovecha de las opciones para lograr que este plan sea más eficaz y personalizado.

No está indefenso en esta lucha para mejorar su salud y esto no es sólo una dieta, es una opción para seguir un estilo de vida para ganar. Conforme usted hace la dieta exitosamente, se dará cuenta que ha recuperado el control sobre este segmento de su vida, puede también darle la confianza para tomar el control en otras áreas aparentemente no relacionadas, de su vida. Las primeras opciones que tendrá serán en el supermercado y en su casa, como aprender a luchar contra la epidemia de la obesidad para usted y sus seres queridos.

¿Es desconfiado?

Ha leído acerca de cómo, en el pasado, los científicos de la compañía de tabaco manipularon los cigarrillos mediante aditivos que hacían su producto más adictivo.

En agosto del 2005 el periódico del Chicago Tribune publicó una serie de artículos de investigación. Así revelaron la colaboración entre expertos en química del cerebro del tabaco y científicos de alimentos trabajando en una empresa de galletas popular, que es propiedad del gigante de tabaco.

¿Se pregunta qué discutieron?

8

Alimentos a evitar

La locura a veces ha sido definida como repetir errores del pasado esperando que salga diferente esta vez. Para usted, esto significa que debe estar abierto a dejar ir determinados alimentos que son trampas de la obesidad. Si usted vive solo, limpie sus armarios. Regalar o tirar cualquiera de los alimentos tratados en este capítulo. Dejar de lado sus sentimientos de lo que usted pagó por algo. No use la excusa que se lo podría pedir un invitado.

Si usted vive con otras personas, esto es una tarea más complicada. No puede imponer sus opciones de alimentos a otros. Usted está a dieta, no ellos. Sin embargo, como ven que usted es serio y tenaz acerca de su programa de pérdida de peso y empiezan a ver los resultados, esperemos que le apoyen y estén dispuestos a hacer concesiones.

Comience por la limpieza de los alimentos poco saludables que nadie en su casa debe estar comiendo. Mantener los alimentos especiales que obtiene para su dieta separados de otros alimentos de la familia. Muchas personas han aprendido una vez que comience a cocinar con ingredientes reales, su familia quiere compartir estos nuevos platos, pero no comience forzando sus opciones en los otros.

He repetido una breve lista de alimentos para evitar su búsqueda en el capítulo anterior preparándose para comenzar. Este capítulo proporciona más información acerca de los alimentos que debe evitar que pueden sabotear la pérdida de peso. Cinco reglas importantes a seguir para la selección de alimentos son las siguientes:

1. *Evitar alimentos falsos*
2. *Evitar los potenciadores del sabor*
3. *Evitar grasas de ingeniería*
4. *Evitar carbohidratos innecesarios*
5. *Lea todas las etiquetas con desconfianza*

Evitar alimentos falsos

Faux es la palabra francesa para falso. Si están comprando bisutería barata con piedras falsas, falso es bueno. En los alimentos, no lo es. Pseudo-alimentos, incluso alimentos de Frankenstein, son algunos otros términos que pueden utilizarse para describir los sustitutos malsanos gestados por la transformación química de los alimentos. El contrario de falso es real. Es posible que note que estoy evitando el término "natural" para describir alimentos reales. Simplemente porque los fabricantes de alimentos han secuestrado legalmente esa palabra, asignándole un significado nuevo que puede encontrar, difícil de creer.

Probablemente está comiendo alimentos menos reales y más comida falsa de lo que usted se imagina. ¿Cuál es la diferencia? Vaya a su armario de cocina o a la refrigeradora. Lea la lista de ingredientes en cualquier alimento que levante. ¿No es increíble? La cuestión a preguntarse es "¿qué son estos ingredientes y qué hacen?" Es muy probable que no sabe qué son la mitad de ellos o por qué están en este alimento. Si ese es el caso, probablemente es un alimento falso. Por favor, no culpar al agricultor. Los agricultores todavía

Continúa en la página 74

Alimentos para limpiar

- Azúcar, miel, jarabe de maíz, jarabe de arce y otros jarabes azucarados
- Harina, harina de maíz, avena, cereales para el desayuno y otros productos de grano
- Patatas, arroz, guisantes, frijoles, espaguetis, fideos, pastas y otros alimentos con almidón
- Pan, migas de pan, galletas, galletas saladas, pasteles, magdalenas, donas y otros productos horneados
- Refrescos, excepto productos libre de calorías
- Bebidas alcohólicas
- Aderezo de ensalada que contiene carbohidratos o MSG
- Todas las bebidas de frutas y frutas azucaradas
- Todas las sopas, a menos que sean libres de MSG
- Mezclas para postre, a menos que sean sin azúcar.
- Carne procesada a menos que sea libre de MSG
- Alimentos falsos etiquetados "bajos en grasa" o "sin grasa"
- Caramelos, goma, helado/mantecado a menos que sean sin azúcar o bajos en "carbohidratos netos"
- Medicamentos de venta libre y caramelos que contienen azúcar, si existe una alternativa sin azúcar
- Mezclas de especias que contengan MSG
- Salsa inglesa y salsas de soja
- Grasas hidrogenadas, incluyendo la margarina, mantecas y grasas trans

Por ahora, todos estos elementos le darán antojos de alimentos. Cuando llegue a un nivel de mantenimiento, podrá disfrutar de <u>algunos</u> de los artículos de esta lista.

Continuación de la página 72

suministran comida real pero la ganancia está en la comida procesada. Un ejemplo es la sustitución de productos químicos para la crema real en los productos lácteos. La grasa de la mantequilla es la parte costosa de la leche. A los productores de leche se les paga por la leche basado en la cantidad de grasa que contiene. El resto de la leche de vaca es mucho menos valiosa. ¿Si la misma cantidad de grasa puede utilizarse para producir un litro de crema agria real o cuatro pintas de crema agria falsa, que cree trae más dinero al procesador de alimentos?

La locura de bajo contenido de grasa crea un generador enorme de beneficios económicos para los procesadores de alimentos. Las empresas químicas que suministran aditivos para la industria alimentaria son buenas en lo que hacen. Bueno para ellos, malo para usted. Para ver esta diferencia, mire la crema agria que compra en el supermercado. La lista de ingrediente deben enumerar sólo un ingrediente, **crema**. Nada debe ser añadido a un producto real para que sepa como el producto real, se vea como tal o se sienta como la cosa real. Ahora, mire la crema agria baja en grasa o sin grasa junto a la crema real. Las listas de ingredientes para artificialmente darle sabor, textura y color. Si le quita la crema real le queda una sopa química.

Los alimentos falsos son malos para usted por muchas razones. Normalmente, cuando se quita un ingrediente real, se agregan cantidades poco saludables de azúcar. Muchos alimentos bajos en grasa, que las personas a dieta piensan que son más bajos en calorías, a menudo tienen suficiente azúcar añadida que tiene más calorías que el producto real. Los alimentos falsos contienen una mezcla de productos químicos diseñados para engañarle al intentar imitar no sólo el sabor, sino también la textura y el color del producto real. Lo más notorio entre estos son los potenciadores de sabor de glutamato, sustancias que las personas a dieta deben evitar.

Cuando se eliminan grasas reales, que a menudo son remplazados por los aceites vegetales más baratos, deliberadamente hidrogenados para parecerse físicamente a lo que remplazaron y llenos de peligrosos ácidos grasos trans. Los alimentos reales son típicamente más frescos, mientras que los alimentos falsos pueden tener una vida útil mucho más larga que la comida real. *(¿Quién escuchó que el cartón se pusiera malo?) Lograr esa larga vida útil a menudo requiere la adición de conservantes químicos aún más preocupantes.*

A veces las leyes y regulaciones requieren que los alimentos falsos utilicen nombres veraces y a veces no. Busque la palabra "Real" en el nombre del producto, pero continúe siempre leyendo la etiqueta de ingredientes. "Mayonesa real" por el Reglamento de los Estados Unidos,

---

¿Ha visitado Colonial Williamsburg, Virginia?

Las casas en Colonial Williamsburg son decoradas con encantadores y únicos suaves tonos pastel, que las empresas de la pintura moderna han intentado duplicar. Cuando los colonos originales separaron la grasa de la leche, usaron esa grasa para producir queso y mantequilla. Utilizaron el producto sobrante de encubrimiento o lo tiñeron para pintura. Hoy, los procesadores de lácteos venden este producto como leche descremada.

debe contener huevos y aceite en ciertas cantidades, mientras que otras mayonesas "light" y otros productos de imitación no contienen las mismas cantidades de estos ingredientes. Ambas versiones, reales y de imitación suelen contener especias. Aunque pueden existir potenciadores del sabor en cualquier versión, es más probable que se encuentran en el sustituto de imitación. Asimismo, la mantequilla real no necesita ingredientes artificiales pero la margarina siempre es artificial. Todavía, usted debe estar consciente que no todas las mantequillas son iguales. La mantequilla normalmente contiene crema y sal, sin embargo, algunos procesadores agregan potenciadores de sabor y textura, por lo que una vez más, lea cuidadosamente la etiqueta de ingredientes. Con el tiempo y práctica, usted aprenderá qué productos son los más puros, qué marcas venden en el área que son alimentos reales y cuáles no. Es un comentario triste que no siempre es posible encontrar productos puros, pero intente evitar los alimentos falsos y coma alimentos puros siempre que le sea posible.

He estado usando palabras como "pura" y "real", evitando el uso de la palabra "natural". Mucha gente piensa que ellos saben lo que un alimento "natural" significa y pueden imaginarse al vendedor de la tienda sólo ofreciéndoles los productos más puros que crecen orgánicamente directo de una pequeña granja local familiar. Lamentablemente, la industria de procesamiento de alimentos nos ha robado esta palabra. Si vamos al diccionario, podemos encontrar más de una docena de significados para la palabra "natural". Cuando pensamos en la palabra "natural" cuando pensamos en alimentos, podríamos pensar en la definición del diccionario **"no alterado o tratado o disfrazado."** Mi diccionario utiliza incluso "colorantes naturales" como ejemplo de esa definición.

Parece sentido común utilizar esta definición, y si es así, los consumidores podrían tener confianza que un producto natural es lo real. Por desgracia, hay otra definición en el diccionario. Uno que han elegido los reguladores de la industria de alimentos. Esa definición es **"presente en o producido por la naturaleza"**. Con esa definición, **cualquier producto es "natural" si se hace de algo que en un momento creció, se movió o gateó**, ¡aunque no tenga ninguna relación con la comida en cuestión!

Debo advertir, que esto es un verdadero ejemplo que le puede dar náusea. Productos como el yogur de fresa y helado de fresa en los Estados Unidos pueden contener un tinte rojo que aparece como "colorantes naturales". Muchos consumidores asumiría que es un colorante "natural" de fresa procedente de fresas. Sin embargo, en el extraño mundo de la legislación y la reglamentación diseñado por la industria de procesamiento de alimentos, este aditivo es lo más lejano a la fresa que usted se puede imaginar. El color "natural" utilizado a menudo es tinte de cochinilla, un colorante rojo de los cuerpos secos y pulverizados de insectos de cochinilla hembras de la familia Dactylopiidae. Las empresas de alimentos fácilmente podrían utilizar un tinte rojo obtenido de otras sustancias químicas, pero si lo hicieran, estarían obligados a identificarlos como colorantes artificiales. En su lugar, para engañar al consumidor consciente de salud que está intentando evitar aditivos, ¡utilizan el jugo de escarabajos triturados secos!

Hubo un movimiento de consumidores para detener este etiquetado engañoso de este un producto particular de insectos. Hace varios años, el grupo pro-consumidor, Centro Para la Ciencia en el Interés Público (CSPI por sus siglas en inglés), solicitó a los Estados Unidos al Food and Drug Administration exigir etiquetado diferente para este aditivo en especial. Después de años de estancamiento, el Gobierno de Estados Unidos acordó que esto debía ser cambiado, pero el nuevo nombre aún oculta el hecho que las personas están comiendo un extracto de insecto. Cambiar o restringir el etiquetado para este artículo en particular, todavía no hace nada para restringir el continuo uso indebido de la palabra "natural" en miles de otros elementos que sean igualmente engañosos. **Protéjase de los alimentos falsos y no confíe en la palabra "natural" en una lista de ingrediente sin una explicación concreta y claramente comprensible de lo que realmente es el ingrediente natural listado, de donde viene y por qué está presente en ese alimento.**

Aunque los reglamentos de etiquetado de alimentos varían en diferentes naciones, estas mismas empresas de procesamiento de comida internacional están involucradas. Las etiquetas no siempre significan lo que piensa usted que dicen.

¡Lea detenidamente la etiqueta de cada producto!

Evitando los potenciadores del sabor.

Cuando sugiero evitar los potenciadores del sabor, no creo que estos sean algún tipo de especias. Las especias tienen un gusto o una fragancia propia, que puede complementar el sabor de un alimento. Los potenciadores del sabor no tienen ningún sabor inherente. Su función es amplificar los sabores presentes, no importando si esos sabores son reales o artificiales.

*El **MSG**, acrónimo de **glutamato monosódico** es el prototipo de todos los potenciadores del sabor, el glutamato lo deben evitar las personas a dieta. Usted puede que haya oído*

¿En quién puede usted confiar?

Es difícil evitar los alimentos falsos e ingredientes no deseados. Una vez visité la tienda donde se vendían los productos de una planta de envasado de carne en un una granja Amish. Los Amish son un grupo religioso que cultivan con métodos antiguos y evitan la tecnología moderna. Me sorprendí cuando leí que la lista de ingredientes para su "Farm Fresh Amish Country" carne procesada contenían los mismos persevantes y potenciadores del sabor de glutamato como cualquier producto barato del supermercado. Desde entonces, he aprendido que estos pequeños productores compran sus ingredientes Pre-mezclados y no pueden comprar las mezclas de especias sin aditivos.

---

sobre la controversia en torno al MSG durante años; sin embargo, muchos de mis pacientes aun no entienden por qué se agrega a los alimentos procesados. Algunas personas creen erróneamente que es un conservante de algún tipo. Esto absolutamente no es un conservante, sino justamente lo contrario. Como un poderoso potenciador de sabor, se utilizó por primera vez en la cocina asiática no para conservar alimentos sino para darle sabor a los alimentos viejos para que parecieran frescos y así obtener de ellos un sabor fresco y sabroso.

En pocas palabras el MSG funciona activando el volumen en nuestras papilas gustativas. En gran parte de Asia, los alimentos nunca se traen a la mesa con un cuchillo. En su lugar, se corta en porciones de tamaño de bocado antes de cocinarlos. Si esto se hace con mucha anticipación, la comida pierde su frescura y es menos sabrosa. Al añadir MSG hace que el sabor de la comida rancia se sienta fresca al amplificar los sabores que quedan.

Me han dicho que el MSG y los compuestos relacionados raramente ocurren en la naturaleza, con la posible excepción de estas fuentes:

- Kombu, un condimento de algas japonesa utilizada como saborizante.

- Salsa de pescado, que ha sido utilizado desde tiempos antiguos de alguna forma en el Oriente como un potenciador del sabor, fermentado.

- Una forma rara de murciélago encontrado sólo en una pequeña isla del Pacífico Sur. Los Isleños lo consideran muy sabroso, pero se ha sugerido que puede estar relacionado a un trastorno neurológico inusual que se encuentra en esa isla.

Un químico japonés llamado Kikunae Ikeda inventó el MSG sintético hace un siglo. Estaba curioso por qué el condimento de algas Kombu cuando su esposa cocinada siempre parecía hacer su cocina más sabrosa. Después de identificar el compuesto del MSG, encontró una manera de producirlo sintéticamente. Ikeda se hizo rico, conforme el MSG se propagó rápidamente a lo largo de Asia, debido en gran parte al problema de frescura de alimentos y al estilo de cocina asiática. Finalmente se agregó a conservas japonesas para hacerlas con sabores frescos.

El resto del mundo no prestó atención al MSG hasta después de la Segunda Guerra Mundial. Los estadounidenses que regresaban de Asia notaron cómo las conservas japonesas parecían tener mejor sabor, parecían más frescas y más sabrosas que sus equivalentes estadounidenses.

Los procesadores de alimentos estadounidenses despertaron a esta supuesto "milagro" de la química moderna y comenzaron a añadirlo a sus productos. Recetarios populares aconsejaban a jóvenes amas de casa que agregaran una cucharadita de MSG a todos sus platos. Sin embargo, a mediados de la década de 1960, advertencias sobre la toxicidad del MSG empezaron a surgir. Los consumidores se alarmaron y el MSG se convirtió en una mala palabra. Desde entonces, la industria alimentaria ha trabajado en un juego de gato y ratón con el público. Continúa usando el MSG en alimentos procesados, pero a menudo es disfrazado de tal manera que el consumidor no está consciente de ello.

Los esfuerzos de la industria de procesamiento de alimentos para cubrir esta situación, son una reminiscencia de los esfuerzos de la industria del tabaco cuando estaban tratando de aparentar que el tabaco no era perjudicial. Científicos defensores en la nómina de la industria alimentaria continúan justificando y diciendo que el MSG no es dañino. Ellos están mejor financiados que los consumidores, investigadores y médicos, tratando de propagar la alarma. Esfuerzos de relaciones públicas incluyendo grupos financiados por la industria, pretenden representar problemas de seguridad alimentaria para los consumidores, pero ellos existen para reclamar que la evidencia médica condenando al MSG es convincente e irrefutable

Aproximadamente hace treinta años, las compañías gigantes de tabaco se dieron cuenta que menos personas eran fumadoras y se diversificaron a una industria que no pueden evitar los consumidores, comprando el control de procesamiento de alimentos en los Estados Unidos. Por lo tanto, no sería sorprendente ver tácticas similares, que habían trabajado durante tantos años para los cigarrillos.

No voy a entrar en detalle en todo lo que se ha dicho acerca de los supuestos peligrosos y dañinos efectos secundarios del MSG. Hay toxicólogos y defensores de los consumidores tratando de alertar al público sobre estas cuestiones. Le permitiré a estas voces argumentar los efectos tóxicos de esta familia de aditivos en la industria alimentaria. Mi razón para decirle a la persona que está a dieta, es que evite el MSG, así como también los potenciadores del sabor similares que se basan en la misma ciencia que los procesadores de alimentos utilizan para justificarlo. En pocas palabras, el MSG funciona magníficamente como un potenciador del sabor y al hacerlo, se convierte en un rompe dietas.

Cuando el MSG se agrega a los alimentos de mala calidad o a un sustituto artificial con sabor de la comida real, hace que sepa mucho mejor. Trate de comer sólo una papita o chip que contengan MSG. Al igual que lo anuncian, realmente puede ser difícil detenerse con sólo uno. Me sorprende que no he encontrado cartón con MSG agregado. Los expertos de saborizantes de alimentos probablemente lo podrían hacer bastante sabroso. De hecho, los científicos en la década de 1960 primero demostraron que el MSG era un poderoso rompe dietas, dando alimentos similares a dos grupos de animales, con sólo un grupo teniendo MSG añadido, los animales que sus alimentos tenían MSG comían más y acabaron pesando más que sus contrapartes que no ingerían MSG. Los científicos de alimentos han conocido acerca de esta investigación durante cuarenta años. Los análisis más recientes pintan una imagen que es aún peor. Un grupo de científicos alemanes tomó el experimento y realizaron experimentos adicionales. Después que los animales fueron alimentados con MSG habían comido más y ganaron peso, el científico dejó de añadir MSG a los alimentos, pero ese grupo siguió comiendo más y aumentando de peso durante meses. Este estudio ilustra cómo los efectos de aumento de peso inducida por el MSG continuaron y mostraron que la ganancia no se limita a la comida a la que se le añadió el MSG. Sin tomar todos los demás efectos dañinos del MSG, esta situación debería ser suficiente para influir a las personas que necesitan perder peso y para proteger a su familia. *Este aditivo que puede hacerle comer más es razón suficiente para evitar el MSG.*

Decir "evitar MSG" es fácil, pero hacerlo realidad es difícil en los en los Estados Unidos. La razón por la que denominé esta sección "evitar potenciadores del sabor" es porque la industria alimentaria ha hecho grandes esfuerzos para ocultar el MSG en muchos productos. Aunque estos potenciadores del sabor, todos actúan del mismo modo, la industria alimentaria ha averiguado muchas formas de engañar al público en pensar que ellos están evitando el MSG. Estas regulaciones de alimentos miran la letra de la ley a través de los ojos de la industria de los aditivos alimentarios, evitando la intención de la ley para proteger al público.

Una vez los consumidores comenzaron a tratar de evitar alimentos que contengan MSG en la década de 1960, la industria alimentaria ha tratado de buscar alternativas "limpias". "Limpia" en este contexto, es la terminología de la industria que he escuchado de los representantes de aditivos de alimentos pero *No significa que este libre de MSG.* Por el contrario, ¡significa encontrar maneras creativas para usar químicos para evitar tener que decir MSG en la etiqueta!

Si usted vive en la Unión Europea compra alimentos debidamente etiquetados para su venta en Europa, es un poco más fácil, pues los aditivos de potenciador de sabor se enumeran por códigos de ingrediente de E600 al E699. Saborizantes que contienen potenciadores de glutamato son E620 al E629. En donde vive y se encuentre, esté atento y sepa lo que significan las etiquetas.

¿Necesita alguna explicación de cómo funciona el MSG en su sistema nervioso para comprender cómo la industria puede utilizar esto? Volviendo al inventor, el químico Ikeda había determinado la composición química del MSG, pero no tenía idea por qué funcionaba. En ese momento, los científicos reconocen los cuatro receptores del gusto (dulces, ácidos, amargos y salados) sobre la lengua. Para explicar el resultado sorprendente del MSG, Ikeda propuso la existencia de un receptor del gusto adicional diversamente llamado "unami" o "sabroso".

La existencia de químicos que le mandan señales al sistema nervioso o neurotransmisores no era conocido en tiempo de Ikeda. Hoy sabemos mucho más sobre el glutamato monosódico. Se compone de un átomo de sodio (como la sal de mesa) conectado a una molécula de glutamato, que es también conocido como ácido glutámico. El Ácido Glutámico es un aminoácido común, uno de los bloques de construcción de proteínas en la naturaleza. Usted come aminoácidos todo el tiempo, pero en la naturaleza, la mayoría está vinculada dentro de la estructura de las proteínas que comemos, si esa proteína es de fuentes animales o vegetales.

Varios métodos de cocina o procesamientos pueden modificar o romper minúsculas cantidades de proteínas, pero, en su mayor parte, los aminoácidos no son separados y liberados hasta que la proteína que comemos se descompone en el proceso digestivo. El MSG, por otro lado, golpea nuestros receptores del gusto tan pronto como los alimentos que lo contengan llegan a nuestras bocas. El MSG también puede pasar directamente a nuestros cuerpos a través de los tejidos de la boca, omitiendo gran parte del proceso de la digestión.

El Ácido Glutámico es sumamente importante para nuestro sistema nervioso, porque sirve como un neurotransmisor, una sustancia que envía mensajes desde una célula nerviosa a otra. El glutamato se comporta como un neurotransmisor enviando señales entre las células nerviosas para adjudicar nuestro sentido del gusto en el cerebro. Estas células en las conexiones del gusto pueden ser estimuladas falsamente. Esta estimulación falsa de esta vía importante del sistema nervioso es similar a la forma en que trabajan muchos otros medicamentos. Esa falsa activación de vías importantes del cerebro es cómo muchos medicamentos funcionan, incluso la heroína y la cocaína. El ácido glutámico, cuando se libera en una proteína natural, puede utilizarse como tal droga. A l unirlo con un átomo de sodio permite que llegue fácilmente a las vías del sistema nervioso que nos dirán cuánto sabor contiene un alimento. **Químicamente aumenta el volumen de cualquier sabor que está realmente presente, haciéndolo más sabroso y creando un deseo de comer más.**

Algunos científicos financiados por la industria alimentaria y algunos escritores de comida se centran en la vieja idea de Ikeda de encontrar el receptor "sabroso" o "unami" dentro del sistema nervioso. La industria de alimentos espera que esta idea desvíe la atención del efecto de la droga del MSG y otros aditivos. La divulgación del debate científico acerca de dónde en el sistema nervioso el MSG funciona, intenta evitar la discusión de las devastadoras consecuencias que ha tenido. Esto es igual que el anterior descubrimiento de otros efectos del neurotransmisor. En la década de 1970, los científicos estudiosos del cerebro humano descubrieron que los sitios receptores para las endorfinas naturales en nuestro cerebro eran los mismos sitios, tomados por el opio y la heroína. Este importante conocimiento científico no indico la adicción a la heroína y sus devastadoras consecuencias.

Si el MSG funciona en sitios específicos de receptores "unami" y simplemente aumenta el volumen por abrumar y oprimir todos los caminos de ácido glutámico, pero este no modifica el daño que le causa al hacer que coma más de la cuenta. Hay otros científicos, no empleados por la industria de alimentos, preocupados por las consecuencias tóxicas del MSG. Los científicos apuntan a pruebas que el MSG puede sobre-estimular las células nerviosas dependientes de glutamato en nuestras rutas de sabor. Esta idea, llamada la hipótesis de la excitotoxina, dice que tales células sobrecargadas pueden sufrir daños a largo plazo, que tiene efectos duraderos, como en los animales de laboratorio que siguieron comiendo.

Sin embargo, con el propósito de la dieta, nada de esto importa. El problema es que el MSG es utilizado para muchos aditivos de sabor que influyen cuánto usted come. Conforme la industria alimentaria ha agregado más y más químicos a los productos, usted se convierte en la víctima. Una vez más, le aconsejo evitar MSG porque este producto en su cuerpo rompe la dieta.

No es fácil evitar el MSG en Estados Unidos debido a que las regulaciones del etiquetado de Gobierno favorecen a los procesadores de alimentos sintéticos. En pocas palabras, permiten a los fabricantes de alimentos camuflar el MSG. Aunque algunos productos dicen que contienen MSG (siempre lea la letra pequeña en la lista de ingredientes), otros van a grandes longitudes para engañarlo. Este juego de "etiquetas limpias" ha existido por tres décadas.

El MSG puede fabricarse a partir de una variedad de

procesos. Todos ellos implican algún método de romper una proteína animal o vegetal. Por ejemplo, puede fermentar un caldo de vegetales triturados, peces o proteínas de la carne y dejar que microbios separaren la proteína en sus diferentes aminoácidos. Otra forma es utilizar una solución que es muy salada y dejar que la presión osmótica del agua salada provoque hidrólisis. Esto significa separar, lo cual libera los aminoácidos, lo que les permite combinarse con la solución salina.

Estas son las explicaciones simplificadas de algunos métodos complejos ideados por la industria de procesadores de alimentos y saborizantes durante muchos años. Ayudan a explicar por qué las regulaciones de etiquetado de alimentos dan una latitud enorme a la industria de transformación de alimentos. Si el procesador de alimentos agrega polvo de un gran cilindro químico etiquetado MSG, debe decir MSG en la etiqueta del producto terminado. Sin embargo, si agrega el brebaje químico desde una cisterna de llenado de uno de los productos que se acaban de describir, puede etiquetar sus productos como algo distinto al MSG, tales como:

* hidrolizados de proteína vegetal *hydrolyzed vegetable protein*
* PVH   *HVP*
* proteínas hidrolizadas de soja   *hydrolyzed soy protein*
* proteínas hidrolizadas de maíz   *hydrolyzed corn protein*
* caldo de verduras   *vegetable broth*
* proteína vegetal   *vegetable protein*
* extracto de levadura   *yeast extract*
* productos de soja fermentada   *fermented soy products*

Estas son sólo algunas de las mucha maneras que el MSG puede utilizar para ser disfrazado para el publico. Más formas para engañar con los productos que contienen MSG se enumeran en el cuadro 8-1 en la página 98. Cada uno de estos productos contiene MSG o un químico similar. Algunos son nombres incomprensibles, mientras otros suenan perfectamente inocentes. Caldo de verduras suena como un plato saludable que su abuelita cocina. Por supuesto, cabría preguntarse ¿qué caldo de verduras de la abuela se hizo en una lata de atún barato?

Otro problema con el MSG es la cuestión de la "sal". Se nos ha dicho durante décadas que todos deben reducir lo más posible el uso de la sal. En realidad, este consejo no es para todos, ya que muchas personas con problemas de presión arterial, corazón y riñón deben permanecer en dietas de sodio (Si esto es un buen consejo para todos los demás es cuestionable,) y algunas otras personas ya consumen muy poco sodio.

Sin embargo, la mayoría de los estadounidenses obtienen una gran cantidad de sodio en sus dietas. La prensa y a veces el Gobierno le dicen "sal", ya que químicamente la sal de mesa es cloruro de sodio. Sin embargo, la sal no es el problema. Es la porción de sodio lo que es el problema. A menudo, la gente en esas dietas de bajo sodio reciben una forma química más saludable de sal, que a menudo es llamado un sustituto de sal y esto es el cloruro de potasio. ¿Por qué es importante? Pare y piense por un momento. Los médicos y biólogos comprenden que el sodio es el problema, no la "sal". El sodio se añade a la los alimentos que contienen glutamato monosódico. Si es alguien a quien se le ha dicho que reduzca la "sal" en su dieta, entonces intente reducir el MSG también.

Estas son sólo algunas de las maneras en que puede estar oculto el MSG. Esto seguirá siendo un problema hasta que haya suficientes leyes de advertencia a los consumidores sobre aditivos ocultos o disimulados. Busque alimentos que están claramente etiquetados como **"libres de MSG"** o **"No MSG"**, pero inclusive entonces, lea la etiqueta. Las compañías de alimentos siguen probando sus límites con la aplicación laxa de las normas de etiquetado. Nunca confíe en la frase "No MSG agregado," es tan engañoso como la que dice: "Sin azúcar añadida". No se sorprenda de los muchos lugares en donde se encuentra el MSG oculto. Es común en alimentos como patatas fritas y frutos secos recubiertos. En raviolis enlatados, patatas fritas sazonadas a la francesa, cenas congeladas y atún enlatado. Es común su uso en muchos lugares de comida y a veces se encuentra en las "Sales para sazonar" servidas en restaurantes y tal vez también lo tenga usted en su estante de especias. **Después de comenzar a leer etiquetas cuidadosamente, ¡usted debe sospechar que está en todas partes!**

Evitar grasas de ingeniería

Las grasas en la dieta han adquirido una mala reputación que no merecen. El tipo de grasa que usted come es más importante que cuánta grasa usted come. Todas las personas necesitan grasa en su dieta, porque a pesar que su cuerpo puede crear grasa de almacenamiento de energía extra, necesita unos pocos tipos de grasas, llamados "ácidos grasos esenciales". Estos sólo pueden provenir de lo que come. En esta dieta, mantener la proporción adecuada y la cantidad de grasa en su dieta es una necesidad absoluta, porque es el gatillo para quemar su grasa almacenada. Al mismo tiempo, tiene sentido distinguir bien las grasas malas, mientras usted está cambiando sus hábitos y estilo de vida de años.

El etiquetado honesto es la protección para los consumidores.

En los Estados Unidos, la ley nacional de drogas y alimentos de puros se convirtió en ley en 1906, cuando Theodore Roosevelt era Presidente. Una disposición mandó el etiquetado honesto. En ese momento, millones de mujeres americanas se habían convertido en adictas a varios "tónicos" vendidos para "quejas y molestias femeninas". Estos tónicos temporalmente aliviaban los síntomas, pero era imposible dejar de tomarlos. A menudo contenían combinaciones altamente adictivas de opio, cocaína y alcohol, pero el usuario no tenía ni idea de su contenido. Esta ley precedió la estricta fiscalización y fue eficaz para detener la epidemia.

Una vez que las mujeres se dieron cuenta de lo que contenían estas pociones, ellas mismas dejaron de convertirse en víctimas. Conforme las ventas se desplomaron, los fabricantes tuvieron que cambiar sus fórmulas o salirse del negocio.

Científicos de los alimentos han utilizado la producción selectiva, ingeniería genética, modificación química y otros métodos para crear sustitutos de las grasas más saludables. Intente evitar todos estos sustitutos de ingeniería. L a s grasas naturales como el aceite de oliva han mantenido a la gente saludable desde los tiempos bíblicos.

Posteriormente, analizaremos las mejores grasas, incluyendo los altos en ácidos grasos omega-3, como las que se encuentran en ciertos pescados y los muy altos en grasas monosaturadas, tales como aceite de oliva. Muchas personas creen que toda la grasa saturada es mala, pero eso no es el caso. Una dieta con una cantidad razonable de grasas saturadas naturales se encuentra en productos lácteos, carne y aves de corral y esta es perfectamente sana.

¿Cuáles son las grasas poco saludables? Son las grasas vegetales artificialmente modificadas llamadas hidrogenadas o grasas trans. Acerca de hace un siglo, los químicos descubrieron que si tomaban algunos de los aceites vegetales muy baratos y los modificaban químicamente a través de un proceso conocido como hidrogenación, podría engrosarlos y cambiar su apariencia y las características a la hora de cocinar. Uno de los primeros usos de estas grasas hidrogenadas fue utilizada en la industria de la panificación. Las grasas hidrogenadas son baratas y fáciles de usar como sustitutos de la mantequilla o la manteca de cerdo usado en la pastelería fina.

Otro uso fue para la margarina, pero inicialmente, el público no fue fácilmente engañado por este sustituto barato. La margarina típica está hecha de un aceite barato, que ha sido endurecido sintéticamente por hidrogenación. Las grasas hidrogenadas producen una sustancia blanca grisácea que no tenía ninguna semejanza a la mantequilla. Se añade colorante para producir un color similar a la mantequilla. La escasez de alimentos durante la Primera y Segunda Guerra Mundial creó un mercado temporal para este producto inferior, pero la gente entendía que es un sustituto barato del producto real: la mantequilla.

Algunas jurisdicciones, particularmente aquellos en la industria láctea buscan restricciones legales para la venta de la margarina. Estas restricciones fueron encaminadas a proteger al público de vender estos productos sin su conocimiento. Hoy en día, estas restricciones son casi todas cuestiones del pasado. Interpretación mala de datos científicos en la década de 1950 y 1960 llevó al público a creer que la margarina es más saludable que la mantequilla, ya que fue hecha de aceite vegetal. La industria se olvidó convenientemente decirle al público que, una vez que ha sido hidrogenado el aceite vegetal, no sólo se parece a las grasas saturadas, sino lo hace de una manera antinatural e insalubre.

Para hacer más fácil y económico el cocimiento de conservas vegetales, las amas de casa comenzaron a remplazar la mantequilla y manteca de cerdo para freír y hornear. La industria también empezó a vender aceites líquidos **"parcialmente hidrogenados"** porque esto disminuye el ritmo natural en el que los aceites se ponen rancios. Esto fue importante para la industria de comida rápida, ya que normalmente mantienen grandes cantidades de aceite en las freidoras y permanece abierto y es reusado durante muchos días.

El público está empezando a comprender lo que los químicos y los médicos han conocido durante un siglo. Este proceso de hidrogenación une moléculas de forma antinatural. Esta unión enfrenta en dirección opuesta de las grasas naturales y se les llaman grasas trans, de la palabra en latín "del otro lado." Esto es porque la unión de estas cadenas de grasas atraviesa en dirección opuesta. Lamentablemente, nuestros cuerpos no trabajan bien con este exceso de grasas de las moléculas que son el reflejo de la estructura. Como estas grasas se dividen, estos fragmentos enlazados curiosamente terminan creando problemas de salud.

Estas grasas hidrogenadas o grasas trans son los verdaderos villanos. Las personas han comido grasas saludables durante milenios. Es sólo en el siglo pasado que nuestro suministro de alimentos se ha modificado con este sustituto barato. ¡Nunca coma ningún alimento con la palabra hidrogenada en la lista de ingredientes!

Otro tipo inusual de ingrediente es a veces llamado aceite tropical, o es llamado y listado como aceite vegetal, aceite de Palma o aceite de coco. Estos aceites, cultivados en una plantación en climas tropicales, tienen una característica inusual aunque son de origen vegetal, contienen un alto grado de grasa saturada, como la carne y la grasa de la mantequilla. Normalmente, son hidrogenados y utilizados para mercancía horneada barata. Una vez más, siempre manténgase alejado del aceite hidrogenado. En general, hay poco bueno que decir del aceite de Palma, pero el aceite de coco tiene una característica especial que algunas personas pueden necesitar. Hemos extendido este punto en la sección de aceites MCT en el capítulo 5.

¿Qué pasa con las grasas que han sido modificadas en otras formas? Es un llamado difícil. Hoy, científicos de las plantas e ingenieros de genética están intentando manipular los aceites vegetales que han existido siempre. Lo están haciendo para intentar obtener que estos aceites vegetales baratos se parezcan a algunos de los aceites saludables. ¿Esto es un objetivo noble, pero es una buena elección para usted? El jurado está todavía fuera de estas manipulaciones de la cadena alimentaria. Si usted puede permitirse comprar el precio alto del aceite de oliva, ¿desea ahorrar unos centavos al comprar un aceite vegetal más barato que ha sido manipulado para ser "casi tan bueno como el aceite de oliva"?

Elegir alimentos sin azúcar
Elegir alimentos sin azúcar es una de las cosas más

saludables que puede hacer, no importando qué tipo de dieta siga. El azúcar debe consumirse únicamente en contexto, es decir, en la forma que el azúcar se encuentra en la naturaleza. Durante miles de años, el azúcar purificado fue una rareza relativa. Se consideraba un lujo. La principal fuente de azúcar pura era la miel silvestre. Los alimentos que son naturalmente altos en azúcar no estaban disponibles todo el año. Normalmente, se podrían consumir alimentos altos en azúcar tales como frutas sólo durante una breve temporada durante el año. De lo contrario, tendrían que ser conservados por medio del secado, y esto se lograba convirtiendo uvas en pasas, o podrían fermentarse naturalmente en alcohol o vinagre.

La extracción del azúcar se desarrolló en la India hace más de dos mil años, pero el proceso fue un secreto guardado, que muy lentamente se extendió al resto del mundo. El azúcar era considerado una especia rara y consumida en pequeñas cantidades por los ricos y la realeza. Incluso entonces, los médicos observaron las enfermedades asociadas con el comienzo del consumo del azúcar.

El mayor cambio en el consumo de azúcar humana surgió con la colonización europea de las regiones tropicales. Las naciones europeas utilizan mano de obra de esclavos para producir en masa el azúcar de caña, convirtiendo una rareza antigua en un producto barato. El consumo del azúcar ha crecido constantemente desde entonces. El azúcar de remolacha y jarabe de maíz se han desarrollado como fuentes incluso más baratas para sustituir el azúcar.

Hoy, los países en desarrollo están adictos a bebidas altas en azúcar y dulces. De hecho, el crecimiento del consumo de azúcar en los países recién industrializados ha llevado a una epidemia de obesidad en países como India, China y naciones en donde tenemos todavía la imagen de hambre y malnutrición. Irónicamente, ahora estos están plagados de obesidad y desnutrición, no en el mismo pueblo, pero lado a lado, esto sucede ¡conforme se mueven de economías agrícolas pobres a economías industriales con estilo occidental!

En las personas y animales, tal uso de azúcar es antinatural. Este uso del azúcar durante todo el año es adictivo, porque además de conocer y saber bien, sobre el tema, este uso excesivo de azúcar ha creado cambios en su propio cuerpo, y eso significa que usted constantemente quiere mantener un alto nivel de consumo de carbohidratos. Uno de los problemas más difíciles para la raza humana es el de reducir el consumo de azúcar pues es el gusto adquirido que se ha desarrollado en los últimos cien años. Conforme usted hace dieta, disminuirá su gusto por los dulces. Mientras se mantiene lejos del azúcar, su gusto por los dulces cambiará gradualmente. Y podrá usar sustitutos del azúcar, esto parará las ansias por el azúcar que usted ha desarrollado durante muchos años.

Lo anterior sugiere y significa evitar todos los alimentos que se les haya agregado azúcar. Esto parece difícil, hasta que no se logra hacer una separación entre el sabor del azúcar y la adicción a ella. Afortunadamente, existen muchos sustitutos del azúcar que son aceptables. Ha habido Un debate durante décadas sobre los riesgos potenciales para la salud de los sustitutos del azúcar. Más información se dará sobre los sustitutos del azúcar en el próximo capítulo. Recuerde, el debate sobre los supuestos daños de los sustitutos del azúcar son en gran medida hipotéticos, pero el riesgo para la salud del azúcar es real y devastador. No tenga miedo de los sustitutos del azúcar tenga mucho miedo del azúcar.

Muchos alimentos contienen azúcar oculta. Evitar todos los alimentos que dicen que contienen la mitad del azúcar o poca azúcar. Ellos simplemente afirman que utilizan menos azúcar que un producto al que le han combinando edulcorantes artificiales con azúcar real. Siempre lea la etiqueta nutricional para asegurarse que tiene cero calorías de azúcar.

Las regulaciones de etiquetado requieren que los ingredientes figuren en la etiqueta en orden de cantidad. Esto significa que si la mayor proporción de ingredientes es azúcar que debe ir primero en la etiqueta. Los fabricantes han descubierto una forma hábil para engañar a la opinión pública. Mediante el uso de dos o tres tipos diferentes de azúcar total que serían los primeros que estén colocados en la etiqueta, las azúcares individuales no aparecen en primer lugar y están ocultos más abajo dentro de la lista de ingredientes. Otro truco es utilizar nombres químicos de azúcares comunes, con la esperanza que usted, el consumidor no reconozca esto. Esos nombres son sacarosa, dextrosa, lactosa, glucosa, fructosa y muchos otros nombres químicos que terminan en "osa". *Tratar cada nombre "osa" como otro de azúcar.*

Otro truco de la industria de alimentos es usar concentrados que hacen sonar como un alimento saludable natural de pura azúcar. Ejemplos son el jarabe de maíz y el concentrado de jugo de fruta.

Pensamos en zumo/jugo de fruta como natural y saludable, por lo que las empresas de alimentos utilizan este truco para cosas como bebidas infantiles con concentrado de zumo/jugo de manzana barato de la China. ¡Luego tienen la desfachatez de decir **"azúcares no añadidos"** en la etiqueta!

El jarabe de maíz es otra fuente barata de pura azúcar y el jarabe de maíz modificado es una sustancia que ha sido cambiado para ser aún más dulce. Más de una empresa de alimentos enumera "extracto de caña refinada" como ingrediente en su etiqueta. ¡Traducido al lenguaje claro, "extracto de caña refinada" es en realidad azúcar ordinaria de mesa!

Conforme ha leído este capítulo, puede haber sentido que algunos de los puntos que he tratado fueron exagerados. No lo culparía, ya que muchos de mis pacientes se han preguntado esto hasta su siguiente visita al supermercado. Una vez que empiezan a leer etiquetas de cerca, se asombran de lo que contienen los alimentos supuestamente sanos que pensaban que habían estado comprando. Ahora, son todos dedicados lectores de etiquetas que hasta parecerán un poco paranoicos.

1. *Lea las etiquetas de la comida con desconfianza*

2. *Utilizar alimentos con listas de ingredientes cortas.*

Gráfica 8-1
Muchos nombres ocultos de potenciadores de sabor glutamato

Seguramente o probablemente contienen MSG

Códigos europeos E620-629	Proteínas hidrolizadas de soja
Autolyzed "cualquier cosa"	Proteínas hidrolizadas de planta
Proteína de la planta de Autolyzed	Hidrolizados de proteína vegetal
Levadura Autolyzed	Glutamato de monopotasio
Caldo, consomé, cubito	MPG
Caseinato de calcio	MSG
Inosinato disódico	Glutamato monosódico
Guanilato disódico	Proteína
DSG	Caseinato de sodio
DSI	Proteína de soja, trigo, arroz o avena
Fermentado "cualquier cosa"	Salsa de soja o extracto
Glutamato	Proteína de soja aislada o
Ácido glutámico	concentrado
HPP	Proteína texturizada
PVH	Caldo de verduras
"Cualquier cosa" hidrolizada	Extracto de levadura
Proteínas hidrolizadas de maíz	Levadura alimentos o nutrientes

Algunos otros elementos asociados a menudo con alimentos que contengan MSG u otros problemas ocultos

Malta de cebada	Maltodextrina
Caramelo saborizante o colorante	Cualquier ingrediente "modificado"
Carragenano	Alimentos modificados de almidón
Jarabe de maíz y sólidos de jarabe de maíz	Saborizante natural de pollo, carne de res o cerdo
Maicena	Enzimas de pectina
Acondicionadores de masa	Proteasa
Sabores, saborizantes, condimentos, especias no identificados, extracto, sabores de reacción	Enzimas de proteasa proteínas fortificados "cualquier cosa"
Agentes que fluye	Leche fortificada de proteína, proteína de suero, suero, leche en polvo,
Gelatina (excepto los postres de gelatina)	sólidos de leche seca, aislado de proteína de suero o concentrado
Gomas	Jarabe de arroz
Elementos de "Baja" o "sin grasas"	Ultra pasteurizada "cualquier cosa"
Cebada malteada	

O cualquier otro ingrediente que aparece afuera de lugar para la comida que están en él

9

Ir de compras

La clave para que esta dieta sea efectiva es siendo muy consciente en lo que come. Mientras más simple y saludables son los ingredientes que utiliza, es mejor para usted. Permita más tiempo para sus compras. Una vez empiece a analizar los alimentos que compra, encontrará que leer etiquetas lleva tiempo. Poco a poco, descubrirá los ingredientes que puede confiar y qué evitar y sus viajes al supermercado volverán a la normalidad. Hasta entonces, siga recordándose a usted mismo de leer la lista de ingredientes y el etiquetado nutricional para descubrir lo que realmente está comiendo. Aquí hay una serie de reglas sencillas para ayudarle:

- *Evitar todos los azúcares*
- *Siempre es mejor si es fresco*
- *Ignorar reclamaciones falsas que es saludable*
- *No confiar en la palabra "natural" si no hay pruebas*
- *Evitar ingredientes que no entiende*
- *Elija el producto con la lista de ingrediente más corta*
- *No tenga miedo de gastar un poco más por mejores alimentos*
- *Aprenda qué alimentos disfruta en esta dieta y utilícelos*

Existen algunas normas sobre cómo las empresas de

procesamiento de alimentos deben estructurar sus etiquetas. Aunque intentan ser "creativos", tienen que adherirse a un cierto estilo en estas etiquetas. Es importante que aprenda a leer esta información importante. Por supuesto, estas regulaciones pueden variar dependiendo del país en donde usted está o el país en donde se produce el producto. Esta información aplica para los Estados Unidos, la mayoría es aún pertinente para otras áreas. Puede que sepa algunos de estos principios, pero otros pueden ser una revelación para usted.

Siempre hay una lista de ingredientes. La excepción es para algunos productos con sólo un ingrediente. Por ejemplo, una especia con la etiqueta "pimienta negra" puede que no tenga una lista de ingredientes pero una etiqueta que dice "sazonador de pimienta," que contiene varios ingredientes necesitaría una lista de ingredientes. Todos los ingredientes aparecen en orden de cantidad. Por lo tanto, el primer ingrediente en la lista está presente en la mayor cantidad, mientras que el último ingrediente con menos cantidad.

Muchos consumidores ya lo saben. Algunos compradores que quieren evitar alimentos con alto grado de azúcar intentan no comprar alimentos en que el azúcar aparece como el primer ingrediente. Las empresas de alimentos saben y deliberadamente evitan colocar el azúcar primero en la etiqueta, especialmente para los alimentos de los niños. Como ya comentamos anteriormente, la forma que lo hacen es engañosa pero perfectamente legal. En lugar de utilizar un tipo de azúcar, pueden mezclar dos, tres, incluso cuatro distintos tipos de azúcar. Esto hace que el porcentaje baje para que otro ingrediente tome el primer lugar en la etiqueta.

Busque listas de ingredientes cortas. Generalmente, mientras más pura la comida, menor el número de ingredientes, así listas largas a menudo son sinónimo de problemas. Busque cualquiera de las formas ocultas o sospechosas de MSG. Sea desconfiado de los ingredientes que no reconoce. Una persona a dieta recientemente me dijo "desde el comienzo de esta dieta, no compro alimentos con ingredientes que no puedo pronunciar." Esto es un muy buen consejo. Aunque puede evitar algunos alimentos inocentes, evitará muchos errores.

No olvide que el gobierno permite muchos nombres diferentes para el mismo ingrediente. Esta libertad permite que continuamente traten de engañar a los consumidores. Un ejemplo es un producto el cual el primer ingrediente está listado como "jugo de caña evaporada". ¿El Zumo/Jugo suena saludable, no lo es así? Si se detiene a pensar, se dará cuenta que la "caña" es la caña de azúcar. *Significa jugo de caña evaporado que es azúcar ordinaria.*

No se conforme sólo porque reconoce los nombres de todo. Piense y pregúntese por qué un ingrediente está presente. Palabras como gelatina o caldo pueden ser lo suficientemente inocente en el contexto adecuado, o pueden ser engañosas maneras de describir los ingredientes que desea evitar. Tenga desconfianza cuando note que algo que no debe ser parte de esto. Desconfíe de la palabra natural, como en "saborizantes naturales" o "colorantes naturales". No olvidemos que el gobierno de los Estados Unidos considera a los insectos rastreros como un ingrediente natural, ¡para permitir que jugo de escarabajo rojo aplastado sea denominado como "colorante natural" para el yogur de fresa!

Algunas personas asesoran "comprar alrededor del perímetro de los supermercados" para encontrar los alimentos más puros. Hay mucha verdad en este consejo, pero a menudo no es suficiente. Lo que significa comprar alrededor del perímetro, es evitar totalmente todos los alimentos procesados. El perímetro o el muro de un supermercado típico por lo general tienen el departamento de frutas y verduras, los lácteos y los departamentos de carne y pescado. Lamentablemente, el área de la leche también contiene cremas artificiales, productos lácteos alterados con ingredientes falsos y artículos similares. El departamento de carne puede contener carne y aves de corral inyectados con caldo para mejorar el sabor. El departamento de pescado puede contener pescado congelado con especias cargadas con MSG. A pesar de todo esto, usted rápidamente se volverá positivo acerca de las compras. Una vez que sepa cómo determinar lo que es bueno y malo para su dieta, ya no tendrá que leer decenas de etiquetas en el almacén. Simplemente esté preparado para una larga visita la primera vez, o la segunda que va al supermercado.

A continuación veremos el ejemplo de un cuadro de "Información Nutricional" real, seguido de una explicación de cómo usarlo. Este cuadro está en el formato que se encuentra en los Estados Unidos, en inglés como también en la traducido al español. Los compradores de alimentos en los Estados Unidos deben aprender a conocer y manejar este formato. En otras naciones, habrá pequeñas diferencias, que serán señaladas. Después de la lista de ingredientes, continua la segunda más importante pieza de información sobre los alimentos envasados.

Hay mucha información en este cuadro, que puede ser confuso y engañoso. En realidad, para esta dieta sólo es necesario comprender los puntos principales que se describen a continuación. Lea las explicaciones para aprender acerca de esas áreas anotadas por las flechas numeradas.

Nutrition Facts

Serving Size 1/2 cup (114 g)
Servings Per Container 4

Amount Per Serving

Calories 260   Calories from Fat 120

% Daily Value*

Total Fat 13g	20%
Saturated Fat 5g	25%
Trans Fat 0g	
Cholesterol 30mg	10%
Sodium 660mg	28%
Total Carbohydrate 31g	11%
Dietary Fiber 0g	0%
Sugars 5g	
Protein 5g	

Datos Nutricionales

Tamaño por Ración 1/2 taza (114 g)
Porciones en el paquette 4

Cantidad por Ración

Calorías 260   Calorías de la Grasa 120

% Valor Diario*

Grasa Total 13 g	20%
Grasa Saturada 5 g	25%
Acido Graso Trans 0 g	
Colesterol 30 mg	10%
Sodio 660 mg	28%
Carbohidrato Total 31 g	11%
Fibra Dietetica 0 g	0%
Azucares 5 g	
Proteínas 5 g	

1. El cuadro está encabezado por las palabras "Información Nutricional" o "Datos Nutricionales" (Nutrition Facts) en letra negrita grande. La mayoría de los productos contienen este cuadro. La única excepción es para productos en un paquete muy pequeño como caramelos o chicles. Si no hay suficiente espacio para utilizar el formato del cuadro, el fabricante proporcionará a veces la misma información en un formato textual, normalmente impreso en letra extremadamente pequeña.

2. La línea siguiente explica el tamaño de la porción. En este caso, muestran una medida de volumen y una medida de peso. Si la cantidad de nutrientes es demasiado para ingerir en una sola comida, reducir el tamaño de la porción. Simplemente porque el fabricante muestra un cierto tamaño, esto no significa que es la porción adecuada para usted.

3. La siguiente línea indica cuántas porciones hay en este paquete. En este caso, hay cuatro en un paquete. Tenga

cuidado aquí. Hay algunos productos que se venden en porciones individuales; sin embargo, la etiqueta dice que el contenedor tiene varias porciones. Un ejemplo son las máquinas expendedoras de botellas de cola que claramente se venden individualmente; aunque la etiqueta muestra que el contenedor contiene varias porciones. Esto permite al fabricante decir que es un producto bajo en calorías por ración que lo que la caja o empaque contiene.

4. Grasas totales es una de las categorías principales. En este caso, la ración contiene 13 gramos de grasa total. Los subtítulos muestran el tipo de grasa esto a veces es muy útil para comprender más sobre el alimentos, pero a menudo la información es incompleta. Ignore la columna de la etiqueta que dice porcentaje del valor diario, la cual puede estar presente. Esto está basada en asunciones erróneas sobre lo que es saludable.

5. La siguiente categoría importante es total de carbohidratos. En este caso, el producto contiene uno de treinta gramos de carbohidratos en una sola ración, que es demasiado para esta dieta. Puede haber subtítulos adicionales en esta categoría, que se explicarán en breve.

6. La proteína es el siguiente punto importante. En este caso, el producto contiene cinco gramos de proteína en una porción.

Hay dos asuntos confusos con la etiqueta en los Estados Unidos. En primer lugar, el término "calorías" el uso es científicamente incorrecto. Los productos alimenticios en los Estados Unidos utilizan este término para representar kilocalorías de energía. En el resto del mundo, esto es debidamente etiquetado como kilocalorías y en algunos lugares la energía de los alimentos es también mostrada en Joules.

A continuación, mire los gramos. Si está en Estados Unidos, verá que no hay ningún punto decimal. Si está en Europa o en otros lugares, observará que la cantidad en gramos es más precisa. Esta falta de precisión permite que haya algunos elementos ocultos. La lista de ingredientes de un producto puede mostrar que contiene azúcar, sin embargo, la "información nutricional" puede indicar que contiene cero gramos de azúcar y cero calorías de azúcar. ¿Qué es lo que está pasando? Los reglamentos de los Estados Unidos autorizan al fabricante a redondear hacia abajo, por lo que un producto con menos de 0,5 gramos de azúcar podría decir cero, mientras que en realidad contiene una pequeña cantidad. Esto puede o no puede ser importante para usted, dependiendo de cuánto realmente va a utilizar. Si la lista de ingredientes dice que contiene azúcar, tomar en cuenta y agregar una pequeña cantidad en sus cálculos.

Tenga en cuenta que cualquier cosa fuera de la lista de ingredientes y en el cuadro de Información Nutricional está sujeto a un conjunto de reglas diferente. Los abogados y personas de la publicidad utilizan el término "elegante y a la moda" "publicidad exagerada (conocida como puffery en inglés)". Legalmente, "la publicidad exagerada" "elegante y a la moda" se refiere a un término que suena bien, que han creado para hacer que un producto (suene bien) tenga los términos a la moda y la gente los quiera comprar. A menudo son hechos exagerados o características "infladas" acerca de un producto. Los reglamentos varían, así que sepa las reglas locales antes de creer en todo lo impreso en la etiqueta. En los Estados Unidos, estas declaraciones no suelen estar bien controladas.

Un competidor puede presentar su queja a las autoridades si lo que dicen es exagerado y le dan a su competidor una ventaja injusta en el mercado. Un ejemplo podría ser un producto alimenticio que afirmó que podría prevenir el cáncer. Un competidor podría quejarse y los reguladores decretar que hacer tales declaraciones sobre la salud está mal. Por otro lado, si los reguladores les permiten continuar, el competidor haría reclamos similares para mantener su cuota dentro del mercado. Aunque tales afirmaciones parezcan excepcionales, pueden ser verdades a medias. Reclamos como este no son tan difíciles, como las afirmaciones de un nuevo medicamento.

Un fabricante farmacéutico diciendo que un medicamento puede tratar o prevenir el cáncer tendría que gastar millones de dólares en pruebas y demostrar esto a satisfacción de las regulaciones del Gobierno. Por otro lado, un departamento de publicidad que aprendió que el ingrediente de un alimento podría ayudar en algunos problemas de salud, tiene un nivel muy inferior de estándares que debe satisfacer. Muchos productos aparecerán en el mercado con "publicidad exagerada, elegante y a la moda" en la parte de enfrente de la etiqueta que implica que le hará que usted esté más saludable, más delgado, más guapo y más inteligente. Debería tratarse estas afirmaciones por lo que verdaderamente son, no con palabras bonitas que confunden.

Una cuestión extraña de estas etiquetas en los alimentos es que deben contener información sobre los nutrientes que su cuerpo no va a usar. Por ejemplo, fibra que no es digerible por las personas aun químicamente es un carbohidrato. Las regulaciones gubernamentales requieren que estos carbohidratos incluidos se muestren en el total de carbohidratos. Sin embargo, pueden mostrarse a continuación bajo el subtítulo de "Fibra", se supone que usted sepa lo suficiente para restar esto. Tal vez el genio experto que ideó esto mezcló personas con vacas, ya que las vacas si son capaces de digerir esta fibra.

Otra substracción que debe hacerse es el de los "alcoholes del azúcar," el nombre químico de un grupo de sustancias que no son comúnmente reconocidos, se piensa como azúcar o alcohol. En cambio, estos son productos químicos que deben ser tratados como edulcorantes artificiales, pero con un toque peculiar. Se asemejan al azúcar en la región molecular que coincide con nuestras papilas gustativas, para que usted sienta el sabor como de azúcar pero no coinciden lo suficientemente para que sean digeridos por el sistema digestivo. Si ve el término "alcohol de azúcar" en el cuadro de información nutricional, usted debe restarlos, pero hay limitaciones. Puede reconocerlos también en la lista de ingredientes, si ve un nombre que termina en las letras "ol", como "sorbitol."

Este es un ejemplo de lo que se debe hacer al ver alcohol de azúcar o fibra enumerados en la sección de carbohidratos. Este ejemplo es de una etiqueta para un caramelo sin azúcar.

Nutrition Facts	Información Nutricional
Serving Size 3 pieces (43g) **Serving Per Container about 2**	**Tamaño de la ración 3 piezas (43 g)** **Tamaño por contenedor alrededor de 2**
Total Fat 12 g	**Total de grasa 12 g**

Total Carbohydrate 24 g
    Dietary Fiber 2g
    Sugars 0g
    Sugar Alcohol 22 g
	Total de carbohidratos 24 g
	    Fibra dietética 2 g
	    Azúcares 0 g
	    Alcohol de azúcar 22 g

Protein 2g	**Proteínas 2 g**

En este caso, se pueden restar la fibra (2 gramos) y alcohol (22 gramos) de azúcar del total, ¡dando como resultado neto de 0 gramos de carbohidratos! Las mismas normas que impiden que el fabricante muestre esto con precisión en el cuadro de "Información Nutricional " permiten a la empresa a presumir de esto en el frente del paquete. Dependiendo si ellos le están comercializando a personas en dieta o a otros, pueden decidir anunciar esto como "Carbohidratos netos" en la parte de enfrente del paquete. Encontrará este tipo de información en algunas líneas de dulces de dieta y helados/mantecados, pero hay vaguedad en este instructivo.

Antes de entusiasmarse demasiado ante la idea de un dulce y helado/mantecado que se pueda comer en esta dieta, hay problemas con los alcoholes de azúcar. Las bacterias digieren el alcohol de azúcar. Todos esos carbohidratos de alcohol de azúcar que su cuerpo no puede digerir terminan en su intestino grueso en donde su bacteria intestinal hace una fiesta. Como resultado, si tiene que consumirlos hágalo en pocas cantidades, pues pueden darle gases y diarrea si come demasiados de estos dulces sin azúcar.

Las personas difieren en cuánto se puede tolerar, así que tenga cuidado. Simplemente porque el paquete dice que una ración es de tres piezas, no lo tiene que seguir. Si tiene problemas al comer dicho producto, inicie únicamente con uno. Estas mismas bacterias intestinales también pueden convertir estos carbohidratos indigeribles en azúcares digeribles. Si usted es uno de los desafortunados, esto significa que usted encontrará que tiene el mismo resultado al comer azúcar, así que tenga cuidado.

Ahora, comience su viaje a través de su supermercado local. Camine en la puerta y gire hacia la sección de frutas y vegetales. Las frutas frescas tendrán que esperar hasta que se estabilice en su fase de mantenimiento. En su lugar, diríjase hacia las verduras. Abastecerse de cabeza de lechuga en cualquier variedad que le guste. Puede que desee espinacas frescas para ensalada o cocinarlas. Las mezclas de lechugas empacadas están bien, siempre que no incluya cualquier otro condimento o aderezos. Puede que desee apio para comer con aderezo. Pimientos rojos y verdes son una buena opción para agregar sabor a su comida. El brócoli y los espárragos son buenas opciones en la sección de vegetales. La coliflor será muy útil para usted, incluso si usted no la come ahora, porque se encuentra en algunas recetas como sustituto de la patata/papa. Usted puede ser escéptico acerca de esto, pero una vez que haya probado las recetas, usted comprenderá por qué las personas lo prefieren. Si le gusta la ensalada de col, el repollo rallado está bien con moderación, pero no lo utilice como un plato grande de vegetales. Omitir los alimentos ricos en almidón como frijoles, patatas/papa y remolacha.

Si hay un bar de aceitunas en el departamento de vegetales y usted come aceitunas, son una adición que está bienvenida a esta dieta. También son buenas, las conservas de aceitunas. La variedad de aceitunas de Manzanilla son altas en aceite saludable para su salud.

Los tomates son ricos en carbohidratos, por lo que usarlos con moderación. Comprar tomates cerezos es una forma de controlar la cantidad que come, ya que sólo puede utilizar uno o dos como saborizantes en su ensalada. Las cebollas contienen carbohidratos, por lo que si se utilizan en la cocina, limítelas a pequeñas cantidades para condimentar. Intente evitarlas caramelizadas cuando cocina, ya que las convierte en un almidón de azúcar. Las zanahorias son carbohidratos - que contienen los vegetales de raíz, por lo que no compre zanahorias de tamaño regular. Si desea utilizarlos para aderezo con dip o una guarnición, compre las zanahorias pequeñas, cortadas o las zanahorias bebés y úselas con moderación.

A continuación, vaya a la sección donde se venden los aderezos de ensaladas. Si usa imitación de tocino para echarle a su ensalada, cambie a tocino real y asegúrese que sea libre de MSG. Los aderezos de ensalada son mucho más difíciles de comprar. Se decepcionará cuando lea la lista de ingredientes, porque la mayoría de los aderezos de ensalada embotellados contienen MSG, azúcar o ambos. Las mezclas de especias de aderezo de ensalada en polvo que usted mezcla con aceite y vinagre normalmente son mejores que los productos embotellados.

Un aderezo de ensalada debe estar libre de carbohidratos, así que lea el cuadro nutricional. Si el supermercado tiene una sección que contenga aderezos de ensalada refrigerados, puede tener mejor suerte. Probablemente terminará utilizando algunos de los aderezos de ensalada casera de las recetas que le hemos dado o simplemente use aceite de oliva y vinagre en sus ensaladas.

Esto es un buen momento para comprar vinagre. El vinagre blanco ordinario es libre de nutrientes, mientras que otros vinagres tales como vino, malta o vinagre de sidra pueden contener partes de carbohidratos. Evitar el vinagre balsámico, dada la mezcla de vinagre de vino con la uva en el zumo de uva concentrado ya que agrega carbohidratos.

A continuación, pasar a la sección de aceites. Como usted probablemente ya ha adivinado, voy a sugerir que usted se abastecerse de aceite de oliva "extra virgen". Es el mejor tipo de aceite para el diario que puede utilizarse. Si hace una cantidad significativa de comida frita, probablemente ya tiene aceite de maní/cacahuete. Está muy bien para este propósito. Si su supermercado lo tiene, compre aceite de sésamo sin refinar para probar en sus ensaladas. Tendrá que buscar en el departamento de alimentos gourmet o ir a una tienda de alimentos saludables para encontrar este producto. Intente evitar el aceite de soja, aceite de semilla de algodón y cualquier cosa etiquetada genérica "aceite vegetal". Evitar todos los productos con la etiqueta "grasa/manteca".

Busque el pasillo de las especias. Aquí puede experimentar con una variedad de especias que usted no ha probado antes. Prácticamente todas las especias puras están bien para esta dieta. Las mezclas de especias requieren de mayor precaución así que lea toda la lista de ingredientes. Muchas de las mezclas contienen MSG y algunos contienen azúcar. Hay algunas mezclas excelentes que agregarán sabor a su comida que no contienen azúcar o MSG. Se sorprenderá por la forma en que las especias reales pueden sacar el sabor de la comida real sin potenciadores del sabor artificiales. Algunas recetas de este libro requieren elementos populares en América Latina, tales como la salsa de chipotle y otras especias. Muchos supermercados hoy en día tienen una sección de comida internacional donde se pueden encontrar estas especias.

Si está cerca de la sección de condimentos, busque una mayonesa real en la marca que le guste. "Mayonesa real" es un nombre regulado en los Estados Unidos y debe contener cantidades adecuadas de aceite y huevos. Más allá de eso, puede contener muchos otros ingredientes innecesarios. Revise los ingredientes y seleccione el que tiene la lista más corta. Por desgracia, la mayoría de mayonesas en el mercado hoy en día están hechas de aceite de soja, no es la mejor opción pero un compromiso necesario en muchos casos. Si puede permitírselo, podría encontrar una mayonesa mucho más cara hecha en su totalidad de aceite de oliva en la sección gourmet. Una vez más, lea toda la etiqueta cuidadosamente, así no desperdicia dinero extra en productos en donde agregan unas gotas de aceite de oliva a la mayonesa ordinaria.

Hay otra elección de mayonesa. Libros de recetas gourmet contienen recetas de mayonesa casera con aceite de oliva. Sin embargo, aconsejo contra esto a menos que usted puede encontrar huevos libres de salmonella. Las granjas de huevos son centros de producción en masa, que son criaderos de bacterias de salmonella en las gallinas ponedoras. Los huevos que producen son seguros para comer sólo si están completamente cocidos. La mayonesa hecha de fábrica es segura porque es esterilizada en el proceso de embotellado pero la mayonesa casera no lo es. Hay procesos de esterilización que destruyen la salmonella en los huevos crudos, permitiendo su uso seguro. Los huevos tratados pueden ser difíciles de encontrar, a menos que consiga huevos de pequeñas granjas o encuentre huevos esterilizados, si no es así, utilice mayonesa comprada en la tienda.

Dado que aún está en la sección de condimentos, puede desear comprar algunos encurtidos o algunas conservas. Si lo hace, lea atentamente las etiquetas y evite los endulzados con azúcar.

Si usted está interesado en comprar mostaza lea como esta preparada, está bien excepto las variedades endulzadas con azúcar añadido. Si se le apetece el sabor de la mostaza dulce, añadir algún edulcorante libre de calorías a la mostaza preparada.

¿Usa usted ketchup? Los tomates tienen carbohidratos naturales, pero la mayoría de las marcas del ketchup también contienen grandes cantidades de azúcares añadidos o jarabe de maíz de alta fructosa. Hay kétchup baja en carbohidratos, si lo desea.

Evitar las salsas de barbacoa y bistec. En su lugar, utilice la receta de salsa de barbacoa libre de calorías en la sección de recetas de este libro. Se elabora con salsa de chipotle ahumado y funciona bien para filetes y barbacoa.

Omitir totalmente la familia de salsa Worcestershire o salsa inglesa. La forma clásica de salsa Worcestershire o salsa inglesa contiene anchoas fermentadas. Esta es una de las pocas formas históricas de glutamato libre, o MSG. Las nuevas y más baratas salsas de Worcestershire o salsa inglesa pueden contener la forma química de MSG. De cualquier manera usted perderá.

Puede encontrar la sección de hornear y endulzado cerca. Busque por los endulzantes artificiales que mencionamos anteriormente en la etiqueta. Si no le gustan los edulcorantes artificiales, considere la posibilidad de Stevia, un edulcorante libre de calorías, derivado de una planta. Compre cacao 100 por ciento puro para cocinar. No olvide abastecerse de edulcorantes líquidos sin calorías. También puede comprar un sustituto del azúcar morena sin calorías, pero hay que tener cuidado al comprar edulcorantes sin calorías. Hay al menos un producto conocido que utiliza su marca en ambos edulcorantes: los que no contienen calorías y los que son bajos en calorías, así que usted debe leer cada etiqueta y no sólo fiarse de la marca conocida.

Si prefiere obtener sus verduras en los alimentos congelados o departamentos de alimentos enlatados, ambos están bien, si va a comprar verduras reales. Sin embargo, sea prudente y evite verduras con ingredientes añadidos. Busque el azúcar que se añade a ciertas conservas vegetales. En el departamento de vegetales congelados, manténgase alejado de verduras que vienen con salsas agregadas y, por supuesto, las mezclas que contienen frijoles, guisantes o pasta. A continuación, puede estar listo para visitar el departamento de carne del supermercado. Si usted vive en una ciudad grande, podría tener la suerte de encontrar algún carnicero local independiente. Si usted vive cerca de una zona rural, un agricultor local o un ganadero le puede vender productos de carne local sin aditivos inyectados. De lo contrario, se limita al supermercado con su llamado carnicero. Digo "llamado" porque hay una tendencia en los supermercados de utilizar carnes empacadas previamente. Asómese a la parte de atrás del muro del congelador. Ver si hay gente en batas blancas cortando grandes selecciones de carne en rodajas pequeñas o si simplemente abren grandes cajas de alimentos procesados. Intente evitar los supermercados que tienen carne cortada y envasada en grandes plantas de procesamiento.

Haga lo que haga, no compre la carne en las presentaciones de restaurante e individualmente empacados. Dichas porciones están usualmente procesadas en un caldo de cocimientos "del diablo" de glutamatos libres, persevantes y otros químicos. Ellos, incluso van a los extremos como fumigar sus carnes con el gas letal monóxido de carbono, que evita que la sangre en la carne se ponga café y le permite a la carne vieja conservar una apariencia roja y fresca.

No se dejen engañar por la publicidad que un producto de carne en particular está libre de hormonas o libre de antibióticos. Estos son atributos proporcionando información acerca de cómo fueron criados los animales, pero no le dicen nada sobre qué productos químicos fueron agregados por el procesador de carne. He visto de plantas procesadoras vendiendo "carnes criadas en forma Amish" en donde mezclas de MSG fueron agregadas a las salchichas. Hasta productos que pasan el proceso de inspección religiosa rigurosa para una certificación de carne kosher pueden tener proteína vegetal hidrolizada que contiene MSG añadido.

Las aves de corral pueden ser tan malas como otros productos. Los mercados de aves de corral fresca eran comunes, pero son una rareza hoy. Las aves de corral más vendidas en los supermercados han sido procesados cientos de kilómetros de donde usted las compra. Están también impregnadas de otro caldo mágico. Revise la etiqueta de una indicación que hay "líquido agregado" y comprar aves de corral que están refrigerados al vacío. Vale el precio adicional y es un producto más sabroso que el pollo modificado. Lea cuidadosamente la etiqueta cuando están pagando un precio extra, se merece el producto real por el que usted está pagando extra.

Los mariscos son otra cosa. Es difícil decir qué alternativa de mariscos es mejor. Hoy, algunos peces son congelados y sellados en general en piscifactorías junto al mar, piscifactorías interiores o barcos frigoríficos masivos. Otros peces son cortados y vendidos en el mostrador de pescado del supermercado, pero generalmente no significa que estén más frescos. A menudo, estos productos simplemente todos están congelados, luego son descongelados en el supermercado antes que se pongan en el hielo y vendidos como frescos. El mercado de pescado antiguo donde vendían productos frescos es una rareza, excepto para algunas áreas en la costa donde operan flotas pesqueras.

Recuerde que cuanto más oscuro el pescado, mayor será el porcentaje de aceite de pescado saludable que contenga. Crustáceos como el cangrejo y la langosta está bien, pero contiene poca o ninguna grasa. Por eso se acostumbra mojar la carne de langosta en mantequilla. Manténgase alejado de la imitación de carne de cangrejo y langosta. Suelen ser un pescado blanco barato como abadejo o bacalao, que han sido inundados con saborizantes artificiales y MSG. Las conservas de pescado pueden ser buenas dependiendo de lo que son. Puede obtener sardinas envasadas en aceite sin aditivos. Puede que desee arenque seco enlatado, que es alto en aceite de pescado saludable. El salmón enlatado funciona bien en algunas recetas. Evitar anchoas fermentadas debido a la posibilidad de glutamato libre.

Las conservas de atún son un caso especial. El atún envasado en aceite de oliva está aún disponible, pero es difícil de encontrar. Hace años, al comienzo de la locura de bajo contenido de grasa, las empresas de alimentos convencieron a muchas personas para cambiar al atún bajo en grasa envasado en agua. Los consumidores lo hicieron basados en la creencia equivocada que era una elección más saludable. Los empacadores fueron sustituyéndolo por una variedad más barata de pescado en vez del atún más oscuro, de mejor calidad. Para darle sabor, ellos lo empacan con caldos hidrolizados de vegetales. Compre el producto real, cuando lo pueda encontrar, se vende como un producto gourmet alrededor de tres veces el costo del atún enlatado más barato, pero vale la pena pagar extra. Lea cuidadosamente la lista de ingredientes. Deben enumerar sólo atún y aceite de oliva. Si normalmente utiliza atún enlatado sólo como ingrediente en la ensalada, será gratamente sorprendido. El atún libre de MSG en aceite de oliva es delicioso al sacarlo de la lata. Agregar un poco de este atún enlatado a una ensalada verde hace una comida sabrosa y equilibrada.

Ya que productos cárnicos todavía pueden estar en su

mente, hablemos acerca de la sección de jamones, donde se encuentran las carnes procesadas. En esta sección puede encontrarse en dos lugares. Hay carnes en rodajas baratas procesadas en cajas en el refrigerador y existe el mostrador de carnes frías donde va a encontrar mejores productos de calidad para que usted los ordene.

Sorprendentemente, debo decirle que evite este mostrador, a menos que usted tenga una buena relación con los trabajadores. Los productos empacados en el refrigerador tienen etiquetas que usted puede leer. Los productos a granel en el mostrador tienen etiquetas en los paquetes grandes, pero preguntar por la lista de ingredientes en cada etiqueta en un mostrador ocupado de carnes frías puede ser un verdadero problema. He intentado, sin éxito, obtener esta información directamente de los productores de alimentos. Aunque no es un secreto y es fácilmente disponible a las personas detrás del mostrador, estas empresas prefieren que usted no lea las etiquetas. Esto es triste, ya que muchos de estos productores retratan una imagen de pureza y salud. Se podría pensar que no intentarían mantener esta información para que usted la lea.

Si compra productos de carne fría en la refrigeradora, al menos tómese su tiempo y lea la letra pequeña de la etiqueta de ingredientes. Muy pocos de estos productos son libres de MSG, proteínas vegetales hidrolizadas o alguna otra forma de glutamato libre. Los pocos que son libres de MSG lo anuncian en la etiqueta de enfrente, pero aun así, lea la lista de ingredientes. Algunos productores no están por encima de decir libre de MSG en el frente del paquete, mientras que la lista de ingrediente claramente muestra proteínas vegetales hidrolizadas. Otros recurren a artimañas extremas, tales como la empresa que dice "No MSG agregado **" en su etiqueta frontal. Las palabras NO y MSG se resaltan y la palabra

agregado es pequeña. Tiene que ver el paquete completo
hasta que encuentre el ** co la explicación en una nota al pie
en la parte inferior del paquete en letra muy pequeña. Lea "**
excepto que se encuentra naturalmente en proteína hidrolizada
vegetal." Por supuesto, la lista de ingredientes, no lista las
proteínas vegetales hidrolizadas. ¿Qué es lo que debe pensar
el consumidor?

Si ve detenidamente, encontrará algunos productos que
son verdaderamente libres de MSG, pero toma algún trabajo.
Muchos de los productos curados, como jamón, tocino,
también contienen azúcar. Intentar encontrar los productos con
la menor cantidad de azúcar, utilizando el cuadro de Información
Nutricional.

Los productos de carne curados también pueden contener
conservantes, tales como nitratos. Estos conservantes
cumplen una función importante mediante la protección de
alimentos del peligroso deterioro bacteriano. Lamentablemente,
algunos creen que pueden causar otros problemas de salud.
Esta es otra de las zonas donde debe sopesar una cuestión de
salud contra otra. Es un tema demasiado largo de cubrir aquí y
no se refieren a la cuestión de la obesidad. Sin embargo, para
aquellos que desean evitar los nitratos, se les advierte. Muchos
productos alimenticios presumen que no contienen nitratos,
pero, de hecho, utilizan aditivos sustitutos que después que se
agregan a los alimentos que se transforman en nitratos.
*¡Parece como si la verdad en el etiquetado tiene un largo
camino que recorrer!*

Dejando este departamento, no se olvide de la tienda de
productos lácteos. Tradicionalmente, ha sido siempre la grasa
que contiene la crema que fue reconocida como el más
importante producto de la leche. Un nombre antiguo para una
instalación de procesamiento de leche era cremería. Es la

parte importante de la crema que era vital para los productos de mantequilla y queso, ricos nutricionalmente. Cuando se separan completamente, la porción de la leche descremada de sobras tenía otros usos históricos. Estos han incluido ser la base para la pintura de las casas y utilizada también como alimento de cerdos y otros animales.

Lo siento, pero mientras esté a dieta, también se debe evitar la leche entera. En su lugar, lo primero en su lista debe ser crema/nata batida pesada. Es probable que su supermercado la tenga, el mejor tipo de crema/nata batida es pura y fresca. Lamentablemente, esto puede ser en algunos casos, difícil de encontrar.

Recientemente, las lecherías cambiaron a producir crema ultra pasteurizada. La razón de esto es una cuestión totalmente económica. La ultra pasteurización es un proceso que calienta el producto a una temperatura ligeramente más alta que la pasteurización regular. Esto permite que el producto terminado tenga una vida útil más larga mientras estén refrigerados y en algunos productos no necesitan ninguna refrigeración. Estos productos ultra pasteurizada duran meses antes que se estropeen. La desventaja de este método es que se altera el sabor del producto. Para compensar, los productores pueden agregar diversos potenciadores del sabor. Algunos productores van un paso más allá, también agregan espesantes y colorantes incluyendo menor cantidad de crema en el producto. Al comprar crema, siga la regla de la lista corta. Si lo puede encontrar, compre crema fresca que ha sido pasteurizada, pero no ultra-pasteurizada. Si no puede encontrar este producto puro, comprar la crema con la lista de ingrediente más corta.

Si desea, comprar mantequilla, evite los sustitutos de la mantequilla. Mantequilla salada es el producto más puro.

Mantequilla sin sal, puede contener aditivos adicionales. El queso debe ser el siguiente punto de la lista. Si se trata de un bloque, troceado, cubos, tiras o rallado, el queso real está hecho con crema, enzimas y tal vez sal. A veces se agrega colorante anaranjado. Algunos de los quesos rallados y tiras tienen pequeñas cantidades de otros ingredientes añadidos como agentes de flujo, para impedir que las piezas pequeñas se peguen después de haberlos cortado en pedazos. Estos agentes de flujo añadido agregan pequeñas cantidades de carbohidratos.

Algunas recetas piden queso azul desmenuzado o queso feta. Si lo prefiere, puede adquirir este producto entero y usted lo puede desmenuzar. Haciendo esto, se evitará el agente fluido que contiene carbohidratos, agregado al queso desmenuzado. Lo mismo ocurre con el queso rallado que normalmente viene en un recipiente agitador, por ejemplo el queso parmesano que utiliza para espolvorearlo en la pasta.

Evitar elementos de imitación de queso. Normalmente se realizan mediante la sustitución de aceites vegetales a la crema real y pueden ser cargados con otros productos. Lea la lista del cuadro de ingredientes y la información nutricional para cualquier queso que compre.

El queso es un alimento sano y nutritivo que ha sido utilizado durante milenios. Tomó una paliza con la locura de las dietas bajas en grasa pero está resurgiendo. Será útil en un número de recetas. Cubos de queso también son un aperitivo práctico. Una pequeña precaución acerca de comer queso: algunas personas encontrarán que se estriñen cuando comen mucho queso. Si esto le sucede, modificar su consumo de queso.

La crema agria real es otro producto importante. Cuando compara la lista de ingredientes de crema agria real a las múltiples formas de crema agria "light" o libre de grasa, usted va a ver la diferencia. Los cuadros de Información Nutricional mostrarán también un notable contraste. Hay una serie de recetas importantes que encontrará en este libro que requiere crema agria real. Cómprela lo antes posible, ya que está permitido durante la fase de iniciación.

Los huevos generalmente se encuentran cerca. Abastecerse de ellos. Es increíble que los huevos pasaron de ser considerados un alimento sano que se debía comer uno diario, luego se convirtieron en un alimento tabú y las autoridades recomiendan que los evite. Volvieron ahora a ser un alimento saludable y encontrará incluso huevos Premium con los pollos que son alimentados para que el contenido de los huevos contenga ácidos grasos de Omega-3, saludables para el corazón.

Como deja el departamento de lácteos, puede desear visitar el departamento de bebidas y bocadillos/botanas en su camino a la caja registradora. En el departamento de bebidas, el café, el té y la infusión de hierbas son buenos. Evitar el premezclado con sabor de cafés instantáneos y tés que a menudo contienen azúcar. Evitar cualquier bebida en polvo a menos que claramente está etiquetada que contiene cero kilocalorías.

Si usted es un bebedor de soda, esta dieta permite cantidades razonables de refresco de dieta sin calorías. Aunque existen otros problemas de salud con estos productos, no estoy restringiendo su uso para los efectos de esta dieta. Hay incluso una receta real para "crema soda" en este libro, mezclando una pequeña cantidad de crema real y refresco de dieta. Es una cosa útil para tratar durante la fase de iniciación y a muchos bebedores de soda les encanta, ya que su sabor es como una bebida antigua de helado/mantecado y soda.

Se permite soda sin calorías con sabor o/ y agua con gas. Está bien utilizar jarabes y saborizantes de café sin azúcar. A pesar de decir que está permitido utilizar esta amplia gama de bebidas no calóricas, la mejor bebida siempre es el agua. Beber agua libremente. Si el agua del grifo en su área tiene mal sabor, considere la posibilidad de agua embotellada o agua filtrada. Bebidas alcohólicas, cerveza y vino no son permitidas en esta dieta, ya que el alcohol es una fuente de energía.

Los bocadillos o snacks pueden parecer incompatibles con la dieta, pero son importantes. Encontrar bocadillos que permanecen dentro de los límites de esta dieta le da la capacidad para manejar situaciones especiales. Los bocadillos se deben tratar como cualquier otro alimento. ¡Asegúrese de ver la cantidad que come, ya que esto cuenta!

Uno de los mejores grupos de alimentos que se encuentran en la sección de bocadillos son frutos secos. Estos incluyen las nueces, semillas como la de girasol y calabaza, cacahuetes/maní que están relacionados con guisantes y frijoles. Todos ellos contienen una mezcla de grasas, proteínas y carbohidratos. En cantidades modestas, son todos aceptables en esta dieta pero sin pasarse, y no superar así su ración de carbohidratos.

Muchas personas disfrutan anacardos/semilla de marañón tostado y almendras, pero muchos tienen problemas controlando sus raciones de estos bocadillos saludables pero deliciosos. Una forma que funciona bien es comprar bolsas pequeñas en vez de latas grandes. Otra forma que funciona bien es usar bolsas pequeñas para bocadillos y medir la cantidad correcta con antelación.

Controlar las raciones es más fácil si puede comprar nueces con cáscara. Pistachos, cacahuetes/maní y semillas de girasol están disponibles con cáscara. Tomarse su tiempo para abrir cada una completamente, cambia su patrón de alimentación con este sabroso aperitivo. No olvide leer la lista de ingredientes. Los únicos ingredientes deberían ser sal y nueces. Evitar las nueces que están recubiertos de cualquier otra cosa. Algunas nueces vienen recubiertas con azúcar. Muchas nueces vienen recubiertas con MSG y otras cosas. Mientras estamos hablando de nueces, debo mencionar la mantequilla de nuez. La mantequilla de nuez real es nutricionalmente igual a las nueces. Lamentablemente, hace mucho tiempo se dieron cuenta que si extraían el aceite de cacahuate/maní del cacahuate/maní, lo podían vender por separado a un precio más alto. Ellos entonces podrían moler el maní residual mezclarlo con aceite de semilla de algodón o soja barata, añadir azúcar y comercializar este producto de imitación para sus hijos. Esto ocurre desde hace tanto tiempo que es posible que usted nunca haya probado la mantequilla de maní real. Afortunadamente, hay un movimiento hacia lo real. Algunas tiendas utilizan una máquina que muele maní tostado fresco en mantequilla de maní puro frente a sus ojos. También hay algunas tiendas de venta de mantequilla de nuez, de nueces más caras, tales como almendras y anacardos. Búsquelos y pruebe estos interesantes productos.

El último elemento a considerar en el departamento de meriendas/bocadillos es muy diferente. Los chicharrones crujientes de tocino sin sabor son un aperitivo común en algunas regiones, mientras otros no lo pueden ni ver. Si usted come productos de cerdo, pruébelo. Pueden ser aplastados y utilizados como sustitutos de miga de pan a la hora de cocinar. Puede satisfacer un antojo de una merienda/bocadillo crujiente y puede utilizarse como sustituto de papalinas para su uso con dips o salsas. Consígalos frescos. Los chicharrones cuando se ponen rancios saben mal. Siempre compre la versión sin sabor que no tenga MSG.

Ahora está listo para pagar. Comprar productos reales en lugar de productos de imitación es caro. Al principio, puede parecer que sus facturas de alimentos son mayores debido a la compra de estos productos más caros. Con el tiempo, debería ver que estos costos bajen porque perderá el antojo de comida chatarra y comprará alimentos en pequeñas cantidades. La mayoría de la gente encuentra que uno equilibra al otro. Incluso cuando no sea así, después de unas semanas en esta dieta la gente ya no quiere volver a los alimentos de imitación. Se sienten mejor comiendo alimentos reales y el sabor es mucho mejor.

Durante sus primeras visitas al supermercado, prepararse para pasar más tiempo comprando. Esto es porque debe leer las etiquetas para encontrar productos satisfactorios. Una vez que se familiarice con lo que funciona y lo que no funciona, esto será más fácil y su tiempo de compra volverá a la normalidad. *Lo único, lo que cambiará para siempre, será su apreciación por la comida real.*

10

Comer en la calle y viajar

Cuando apenas están comenzando su dieta, el pensamiento acerca de comer fuera de casa puede ser aterrador. En casa tiene control sobre su entorno, pero surgen preguntas cuando tiene que comer fuera de casa. Algunos problemas se resuelven fácilmente mientras que otros plantean un dilema real. Este capítulo trata de las estrategias que han desarrollado diferentes personas.

Preguntas acerca de salir a comer y viajar son probablemente el problema más frecuente que surge cuando una persona nueva se une a nuestros grupos de apoyo. Afortunadamente, a menudo prevalece la sabiduría dentro del grupo. Hay generalmente otro miembro del grupo que se ha enfrentado a algo similar y le explicará cómo ella o él lo hicieron. Este capítulo es una recopilación de las diversas estrategias que se han originado de estos grupos. Su situación puede que no sea exactamente la misma, pero podrá obtener suficiente sabiduría para encontrar la respuesta a su problema.

Evitar comer fuera
Esta es la estrategia más simple para todos ellos. Puede parecer bastante limitado, a menos que se pregunte, "¿es necesario comer fuera en esta ocasión?" Muchas veces,

decidimos comer fuera porque parece ser la alternativa más fácil. Si realmente lo necesita hacer, no lo haga para evitar cualquier conflicto.

Para elegir el lugar

Cuando va a salir con un grupo, sea asertivo. A veces, los grupos se complican a la hora de decidir dónde ir y al ser asertivo, puede proporcionar una respuesta. En otras ocasiones, puede que tenga que ser más contundente al decir que sólo puede ir a ciertos lugares. Por último, con sus amigos sea honesto. Explique que está en una dieta restringida y únicamente algunos lugares particulares cumplen con sus necesidades.

No comer

Una persona que estaba a dieta trabajaba donde el jefe ordenaba pizza para todos cada semana. Su estrategia era ayunar ese día de la semana. Ella no se sentía excluida al no comer una comida y no comer con sus colegas.

Evitar los Bufets

Podrá elegir los alimentos correctos de un buffet pero es difícil. Los restaurantes donde usted puede comer todo lo que quiera hacen su dinero, haciendo hincapié en alimentos baratos. Esto significa que mucho de lo que ponen es alto en carbohidratos. Si sirven carne o pollo, es probable que sea un corte más barato que le da sabor con MSG. Una trampa adicional es que usted puede sentirse obligado a comer para obtener valor de lo que pagó en este tipo de restaurante. Estos son lugares peligrosos para las personas a dieta y es mejor evitarlos.

Solicitar un contenedor para llevar a casa

En lugar de esperar hasta el final de la comida, pida un contenedor para llevar a casa que se lo lleven cuando la comida llega a la mesa. Poner la comida excesiva en el contenedor y dejar sólo la parte que debe comer en su plato.

Dividir una comida

Si está comiendo fuera con otra persona a dieta, dividir una comida es una estrategia razonable. La mayoría de los restaurantes lo permiten.

Evitar los platos adicionales

Asegúrese de decirle claramente al camarero o camarera que no desea las patatas, panecillos, pan u otros artículos que se incluyen como órdenes adicionales con su cena. Sorprendentemente, algunos pueden discutir con usted, sea asertivo. Quizás piensan que le están haciendo un favor al darle todos los alimentos por los que pagó.

Pedir platos alternativos adicionales

Los camareros y camareras más inteligentes querrán cooperar con usted y ofrecer alternativas, incluso cuando no aparecen en el menú. Hágales saber que estaría feliz de pagar extra para remplazar las patatas por otro vegetal.

Ordene Huevos

Algunos restaurantes tienen una política de desayuno las veinticuatro horas. Ver si puede pedir huevos, no importa qué hora del día es. Intente ordenarlos sin ingredientes adicionales que no desea comer.

Solicite por una orden al lado

Las cadenas de restaurantes pueden ser esclavos a sus

sistemas informáticos. Puede que se resistan a aceptar un pedido de huevos sin las crepas que ya van incluidos y otras trampas, si se ordena como un plato principal. Sin embargo, el camarero tiene a menudo una alternativa de poner una orden al lado para que sólo el elemento específico que desee le sea servido pregunte por esto.

Pida menús alternativos

Muchas cadenas de restaurantes tienen menús alternativos especiales para personas con necesidades nutricionales especiales. Estos pueden ser menús infantiles, menús para ancianos, menús para personas con restricciones de gluten, menús para diabéticos y menús para personas a dieta. No tenga miedo de preguntar acerca de estos, todo lo que le pueden decir es no. Si no es un anciano o un niño, pensarán algunos camareros que está queriendo pagar menos al pedir de un menú especial. Explique que está a dieta.

Si es necesario, obtenga una orden médica como la que se muestra a continuación. Llévela consigo para camareros argumentativos. Yo les proporciono esto a las personas bajo mi cuidado y parece que funciona. Cuando se utiliza, las personas han ofrecido su completa cooperación.

Mary Smith está en una dieta restringida por razones médicas y no puede consumir porciones de comida normal. Cuando cena en su restaurante, su cooperación será apreciada. Por favor, ayúdele a él/ella permitiendo ordenar del menú de ancianos, niños, o medias porciones cuando estén disponibles.

Gracias por tu ayuda.

Doctora Jane Doe

Ordenar aperitivos

Un plato de aperitivo puede ser perfecto para su plato principal. Si está con un grupo, incluso puede llegar a pedir varios platos de aperitivos para sí mismos, en lugar de un plato. Algunos restaurantes de estilo español se especializan en servir variedad de tapas, aperitivos sabrosos del Mediterráneo.

Tire el pan

En una cadena de comida rápida, es posible que tenga una pequeña ensalada y una hamburguesa pequeña. Cómprelo y bote a la basura el pan. Muchas personas lo han hecho antes. En una conferencia donde sirven almuerzos en caja, llevar un tenedor de plástico puede ser útil para comer el contenido de los sándwiches.

Ordenar ensaladas

Muchos restaurantes cuentan con la ensalada del Chef y la ensalada de la casa. A menudo son alternativas razonables, excepto por el tamaño de las porciones. Dividirlo o poner la mitad en un recipiente para llevar.

Pidir por medias porciones

Algunos restaurantes tienen medias porciones de ensaladas disponibles pero no las mencionan en el menú. Preguntar si lo hacen.

No se coma los crutónes

Déjele a su camarero saber que es lo que no quiere en su ensalada con antelación en vez de tenerlo que quitar de su ensalada una vez se la traigan.

Pedir aceite de oliva

No se arriesgue con un aderezo de ensalada premezclado. Pida aceite y vinagre, pero deje claro que no desea la versión premezclada de la casa. Algunos restaurantes tienen normalmente esta opción disponible, pero todos los restaurantes tienen algún tipo de aceite en la cocina que le pueden traer.

Ordene Aderezo de Queso Azul (Bleu Cheese)

Si debe utilizar el aderezo del restaurante, el de bleu cheese es a menudo la mejor opción.

Llevar su propio aderezo de ensalada

Esto es más difícil para un hombre pero muchas mujeres me han dicho que tienen un pequeño recipiente con su aderezo de ensalada casera en su bolso. Piden su ensalada sin aderezo y explican que necesitan usar su propio aderezo. Según ellas, nadie nunca ha objetado.

Llevar nueces y queso

Esto es una estrategia de viaje que puede permitirle saltearse la parada en restaurantes de aeropuertos y la carretera. Bolsas de frutos secos también son útiles en una habitación de hotel o en una conferencia donde no se puede comer el almuerzo que le proporcionan.

Dejarle las cáscaras al huevo

El huevo que ha sido refrigerado con la cáscara intacta suele mantenerse bien cuando viaja.

Quedarse con amigos o familiares

Si tiene la opción de permanecer en un entorno similar a su casa donde puede tener privilegios de refrigerador, esto puede ser más fácil, que quedarse en un hotel. Asegúrese que su anfitrión lo entiende y lo apoya.

No se quede con amigos o familiares

A veces, es más fácil hacer justo lo contrario. Si planea un viaje para visitar a la familia pero tiene miedo que no van a ser cooperativos, quedarse en otro lado puede ser la mejor estrategia para usted. Al tomar esta decisión, usted conoce a su familia mejor que nadie.

Alojarse en un hotel con un refrigerador

Un refrigerador en la habitación es muy práctico y permite comprar algunos ingredientes, tales como crema real y cubos de queso y almacenarlos en su habitación.

Alojarse en un hotel con un desayuno caliente

Muchos hoteles incluyen un desayuno con el precio de una habitación, pero a menudo es un desayuno Continental con pocas opciones altas en carbohidratos. Sin embargo, algunos hoteles incluyen un desayuno caliente, usualmente con ingredientes tales como huevos y carnes de desayuno. Aunque normalmente se omite el desayuno en casa, esto le puede ayudar durante el día sin frustrarse, cuando encontrar un almuerzo razonable sea difícil de obtener.

Camine

Su dieta y su nivel de actividad son a menudo interrumpidos por el viaje. Si hay algún lugar que le permite caminar con seguridad, considere caminar durante su estancia en el hotel.

Comprometerse con el Half and Half

Si usted bebe café cuando estás fuera, la "crema" que traen es Half and Half o el temido mejunje alto en carbohidratos llamado creamer/cremora. Aunque no es recomendable Half and Half para uso doméstico, es una opción razonable cuando está lejos de casa. Puede que desee llevar algunos sobres de Half and Half con usted. No requieren refrigeración y son útiles en hoteles que proporcionan creamer en polvo azucarado para las cafeteras en la habitación.

Mire los restaurantes en línea

Sabiendo lo que está cerca y cuáles son sus menús antes de llegan a una ciudad extraña, puede quitarle algunas de sus preocupaciones. Si está en una Conferencia y van a salir con un grupo para la cena, sabiendo las opciones le da a usted el control para elegir un buen restaurante.

Ofrecer cocinar para su anfitrión

Al quedarse con la familia ver si puede ser usted el cocinero durante la visita. Esto le permite estar seguro que haya platos apropiados disponibles para usted.

Planificar por adelantado

La anticipación de viajar produce ansiedad innecesaria. Cualquier estrategia que seleccione, la ley de planificación por adelantado es útil para aliviar ese estrés.

Disfrute

La mayoría de personas están nerviosas cuando regresan de un viaje. Están seguros que hicieron algo tan horrible que han ganado peso. Generalmente esto es incorrecto y se han mantenido constantes perdiendo peso durante sus viajes.

Habrá momentos que va a hacer cosas que no haría en su dieta en el hogar. Permítase la libertad de ser humano. Simplemente no hacer nada realmente tonto. *Y aún si lo hace, recuerde que puede volver a la fase de iniciación de la dieta y retomar el camino.*

Si está de vacaciones, intente disfrutar sin obsesionarse sobre la dieta que está siguiendo.

¡Usted lo hará mejor de lo que usted se imagina!

11

Encontrar su versión más delgada

Perder peso significa cosas distintas para diferentes personas. Una persona podría perder treinta kilos y estar contenta con esto. Otra persona puede perder ciento treinta kilos y tener un cambio de vida total. El sobrepeso es algo más que una cuestión de dieta y ejercicio. También hay adaptaciones importantes y cuestiones emocionales. Se han escrito libros enteros sobre la carga emocional de tener sobrepeso; sin embargo, los libros de dieta a menudo encubren este problema.

Renovando la esperanza

Ninguna persona con sobrepeso jamás quiso llegar a ser de esa manera. Todas las personas que han venido a verme intentaron muchos otros métodos y en distintos momentos de su vida. Ellos son sobrevivientes. Algo les hizo decidir probar una última vez, una vez más y probar algo diferente. A menudo estaban viendo un amigo o conocido adelgazar, algo que ellos no habían podido hacer antes. Se le dio la herramienta que necesitaba cada persona que vivía una dieta: la esperanza de alcanzar su meta.

La esperanza **es una herramienta necesaria**
cuando se está a dieta.

Aceptar el éxito

Lamentablemente, muchas personas se han aferrado a esa esperanza antes, sólo para que sea truncada por una dieta ineficaz. Cirugía, pastillas, ejercicio, planes todos pretenden contener la respuesta a una cura. Cuando estos no funcionan, se culpa a la víctima. En la mayoría de los casos, la víctima se culpa a sí misma. Ella desarrolla una actitud que "nació para ser gorda". En ese momento, ella puede renunciar a sí misma. Ella podrá aceptar un estereotipo. Usted los conoce. *La gordita contenta. La gordita pero fuerte. La gordita sexy.* Los hombres, también, aceptan los estereotipos relacionados como son: *Robusto, gordito, corpulento, etc.*

Aceptar estos estereotipos es una defensa contra sentir que es una falla personal. Si aceptamos una falsa creencia que somos incapaces de perder peso, entonces no tenemos que probar, sólo para fallar una vez más. Las esperanzas perdidas reiteradas por el fracaso son dolorosas. Incluso una persona que sólo necesita perder veinte libras puede sentir esto. Una persona que necesita perder sesenta y ochenta libras a menudo se siente inadecuada. Una persona puede poner este sentimiento en un compartimento. Pueden sentirse inadecuados acerca de su físico, pero destacar otras cualidades. Otras personas pueden extender este sentimiento de fracaso a otras partes de su vida. Lamentablemente, el mundo puede ser cruel. Chistes, burlas, discriminación en el empleo y otros acontecimientos negativos hacen que las personas con sobrepeso se sientan indignas.

Conforme pierde peso exitosamente en esta dieta, debe estar y sentirse satisfecho. Sin embargo, algunas personas estarán conformes y confundidas al mismo tiempo. Si ha luchado con fracasos desde hace muchos años, puede sentirse confundido por el éxito. Puede creer que no es usted.

No quién supone usted quien es. No va a funcionar. Usted está esperando que algo ocurra y que haya una falla en su tratamiento.

Aprender a aceptar a la persona delgada que se ha ocultado bajo la grasa extra es más fácil decirlo que hacerlo. ¿Qué necesita para hacer que su mente acepte la victoria?

Acepte las cosas buenas que están ocurriéndole.

Celebrar el éxito

Una tabla con la pérdida de su peso. Celebrar cada victoria. Todo el mundo tiene hitos, pensamientos e ideas de cosas que no podía hacer antes y que ahora descubren que pueden realizarlas con la pérdida de peso. Estos puntos importantes serán diferentes para cada individuo pero significativos para todos. ¿Cuáles son estos hitos depende de quién es usted y cuánto tiene que perder? Algunos ejemplos han sido los siguientes:

- Pintarse las uñas de los pies cuando no ha sido capaz de llegar a ellas
- Usar los pantalones vaqueros de su hija adolescente
- Sentarse cómodamente en un asiento de avión
- Cruzar las piernas cómodamente
- Subir y bajar escaleras sin tener dificultad para respirar
- Comprar ropa en el departamento regular

Esta lista podría seguir, pero usted puede captar la idea. Habrá algún punto donde se encuentre haciendo algo que no podía hacer antes de la dieta. Esto ocurrirá mucho antes de llegar a cualquier meta final. La experiencia será muy satisfactoria porque demuestra que está en el camino correcto donde siempre había querido estar.

Los hitos refuerzan su creencia en el éxito.

Ser razonable acerca de la actividad

Ejercicio razonable es parte de cualquier programa de pérdida de peso. Es sobre estimada su capacidad para bajar las libras que tiene extra, por lo general no se toma en consideración su capacidad para mejorar su salud y autoestima. Tendrá que comenzar muy lentamente. Ejercicios en el agua, yoga y Tai-Chi son algunos métodos que pueden aumentar su rango de movimiento sin ser demasiado extenuantes. Poco a poco, puede aumentar su actividad. Hipócrates daba una simple sugerencia "Haga cosas de gente más joven que usted". Siempre es un buen método para aumentar su nivel de actividad.

La actividad puede hacer que se sienta mejor acerca de usted mismo.

Los sueños pueden hacerse realidad

Yo siempre uso la palabra sueño al preguntarles a las personas acerca de sus objetivos. Las personas a menudo vienen esperando perder diez kilos, porque no piensan que son capaces de perder lo que realmente quieren perder. Es por esto que yo les pregunto cuál es el peso de sus sueños. Podría ser lo que pesaban el día de su boda, o en su graduación de la escuela. Ellos tienen la esperanza de llegar a él nuevamente. Para muchas personas, el peso de ese sueño puede ser una meta realista, pero muchas veces han renunciado de sí mismos. Ahora, una vez que vean que con éxito puede perder peso, recuperan la capacidad de soñar.

Permítase creer que los sueños pueden hacerse realidad.

Véase bien

Para algunas personas, esto es aterrador. Algunas personas tienen miedo que al verse bien van a traer avances no deseados de otros. Otros pueden recordarse de gente atractiva pero superficial que conocen. Algunos tienen miedo que su buena apariencia va a asustar a un cónyuge inseguro. Algunas personas simplemente no desean ser notados.

Mírese bien, se lo merece.

Se puede ganar en muchas cosas

Si su autoestima sobre su peso se ha extendido a otras partes de su vida, al cambiar su peso se pueden abrir puertas para usted. Estas puertas no fueron bloqueadas por otros, pero si por usted mismo. Perder peso, obteniendo un nuevo guardarropa y un nuevo peinado que vaya con el nuevo look pueden ser algunos de los pasos para algunos. Volver a la escuela, solicitar un trabajo mejor, tener nuevas amistades, son todos pasos posibles.

Amplíe sus horizontes

No esté solo

¿Está haciendo todo esto por su cuenta? Si puede encontrar apoyo, lo hará mejor. Esto no es una idea nueva. Los llamados clubes de dieta o grupos de apoyo datan más de un siglo. Durante el tiempo que le toma la dieta, pueden suceder muchas cosas. Puede tener días buenos y malos. Algunos de estos estarán relacionados con la dieta, otros estarán completamente ajenos a ella, pero los acontecimientos le pueden llevar a comer de forma destructiva por cuestiones emocionales. Otros participantes pueden ayudarle. También hay gente negativa que le rodea, que puede hacer cosas para sabotear su dieta. Tener un grupo de apoyo es una defensa contra esta gente negativa.

Acepte el apoyo y la ayuda de otros.

Personas exitosas pueden ayudarse mutuamente
¿Qué tipo de grupo de apoyo necesita? Para la mayoría de la gente, cualquier tipo de grupo de apoyo de dieta funcionará siempre y cuando sea basado en la honestidad y la sinceridad. Puede ser un círculo de amigos que deciden comenzar la dieta juntos. Puede ser un grupo en su lugar de trabajo o en su iglesia. *No es recomendable un grupo comercial de venta de productos de dieta.*

Hay dos grupos internacionales sin fines de lucro que son clubes que han ayudado a personas con problemas de peso durante medio siglo. Estos son Comedores Compulsivos Anónimos y TOPS. Estos grupos han ayudado a miles de hombres y mujeres. Tienen diferentes enfoques al problema, los Comedores Compulsivos Anónimos, se centran más en las cuestiones emocionales por las cuales se tiene el sobrepeso y TOPS trata más con el problema mecánico de la dieta. Si necesita más ayuda, ambos pueden ser un recurso. Si va a un grupo, busque a las personas que han tenido éxito.

Relaciónese con los ganadores.

Visite estos sitios Web para encontrar un grupo cerca de usted

Comedores Compulsivos Anónimos
WWW.OA.ORG

TOPS
WWW.TOPS.ORG

Encontrar apoyo a su alrededor

Hay una vieja historia sobre un barco que estaba atascado debido a la falta de viento. Su tripulación y los pasajeros se fueron quedando sin agua potable. Vieron a lo lejos un barco de vapor y les hicieron señales para que les dieran agua. El capitán del barco de vapor respondió "¡**bajen la cubeta en donde ustedes están!**"

Pensando que aún estaban en el mar, no lo comprendieron, no se habían dado cuenta que ya estaban en la desembocadura de un río grande, el agua en donde navegaban era agua dulce para beber. A menudo, puede encontrar apoyo de aquellos que le rodean. Considero que estas personas son los que verdaderamente lo van a apoyar. Al empezar a bajar de peso, le ofrecen retroalimentación y comentarios positivos. Aprenda a aceptar su ayuda. Algunas personas temen decepcionar a las personas que los rodean y por eso rechazarán su ayuda. *No puede decepcionar a las personas que lo apoyan realmente ya que lo aceptan por quien es usted.* Están ahí para usted durante las luchas que puede tener.

Reciba con los brazos abiertos a aquellos que realmente lo quieren apoyar.
"Baje la cubeta en donde usted está".

Los buenos amigos no intentan dañarlo

Vive en un mundo donde hay mucha gente. No permita que otros lo lastimen mientras usted se está remodelando, tanto literal y figurativamente hablando. Habrá algunos alrededor suyo que les llamaremos *amigos útiles*. A menudo le dan mensajes contradictorios. Probablemente no tratan de dañarlo pero. . .

Ignore los mensajes malos
pero acepte las buenas intenciones.

Algunos amigos hablan únicamente para escucharse a sí mismos

Hay otra gente a su alrededor que puede ser muy perjudicial. Algunos son observadores casuales, que realmente no se preocupan por usted, pero todavía pueden hacer comentarios dañinos. Pueden ser ignorantes o piensan que sus comentarios son divertidos. Como el último grupo, es mejor ignorarlos.

Aprender a ignorar la ignorancia

Otros amigos se ven amenazados por su éxito

Finalmente, son los verdaderamente desagradables. Le traen galletitas cuando saben que está a dieta. Critican cualquier método de dieta que utiliza, diciendo que no puede ser saludable para usted. Le dicen que se mira terrible cuando está más delgado. Hacen todas estas cosas con una sonrisa y diciendo que lo que dicen es para su bien. *Estas personas tienen sus propios problemas.* A veces ellos mismos tienen sobrepeso y les molesta cuando alguien es exitoso en lograr perder peso. Ellos pueden sentir que destacan su éxito, acentuando sus propios fracasos.

Lástima que existe gente desagradable.

Ellos tienen sus propios problemas

Puntos para el éxito

- <u>La esperanza</u> es una herramienta necesaria cuando se hace dieta.
- Aceptar las cosas buenas que están ocurriéndole a usted.
- Los hitos refuerzan su creencia en el éxito.
- La actividad le puede hacer sentirse mejor acerca de usted mismo.
- Permítase creer que los sueños pueden ser realidad.
- Mírese bien que usted se lo merece.
- Amplíe sus horizontes.
- Acepte el apoyo y la ayuda de otros.
- Relaciónese con los ganadores.
- Acepte con los brazos abiertos a las personas que lo quieren realmente apoyar. "Baje la cubeta en donde usted está".
- Ignore los mensajes malos, pero acepte las buenas intenciones.
- Aprenda a ignorar la ignorancia.
- Lástima la gente desagradable. Tienen sus propios problemas.

12

Nivelación

Cuando mis pacientes ven que están perdiendo peso exitosamente en esta dieta, empiezan a hacer preguntas acerca del mantenimiento de su pérdida. Contesto que no será necesaria una "dieta de mantenimiento", porque cuando llegan al punto de nivelación, habrán desarrollado sus propios planes individuales para vivir sus vidas con éxito. Cuando lea esto se preguntará qué es lo que significa, pero después que ha ido perdiendo peso durante unas semanas, lo comprenderá. Esto no es simplemente una dieta; esto es un cambio de su estilo de vida. Mire hacia atrás y dese cuenta de lo que ya ha logrado. Si se encuentra ahora en la fase de pérdida de peso, ya se han adoptado importantes medidas para hacer este cambio:

- El plan de mantenimiento comenzó el día en que usted limpió su armario de alimentos dañinos. Esa acción fue el primer paso para declarar su independencia de los alimentos perjudiciales.

- El siguiente paso que tomó fue reducir considerablemente su consumo de carbohidratos.

- Como ha cambiado la combinación de alimentos que ingiere, se obtuvo una mejor comprensión de la necesidad de equilibrio dentro de su dieta.

- Mantenga estrecha vigilancia de su peso, su estado metabólico y su consumo de alimentos. Hacer esto le ayudó a aprender lo que funciona para usted.
- Usted comenzó a sentirse mejor físicamente, y cambió su nivel de energía.
- Conforme empezó a perder peso, aumentó su nivel de actividad de una manera razonable para usted.
- Si está trabajando con su médico debido a problemas tales como la hipertensión arterial o diabetes, probablemente ha visto que su necesidad de medicamentos ha reducido. Ha aprendido que tiene el poder para prevenir o controlar enfermedades - incluso cuando ya han empezado los problemas.
- Al darse cuenta que no estaba indefenso o no era un fracaso en el control de su peso, su autoestima y actitud ante la vida han mejorado.
- Aprendió que no eran necesarias las comidas rígidas cuando su cuerpo tenía suficiente energía.
- Pudo ver cómo su cuerpo se volvió más eficiente, se redujeron sus necesidades de energía y únicamente necesita hacer ajustes a su dieta para mantener un rumbo constante.
- Ha descubierto que tiene sensibilidad a ciertos alimentos que le hicieron sentirse mal.
- Ha descubierto "alimentos que lo provocan", que lo hacen comer desenfrenadamente.
- Usted puede haber hecho algunos errores, pero ha aprendido de ellos. Desarrollando el hábito de no sentir lástima por usted mismo con cada error que comete. En cambio, aprendió a reconocer cuáles son sus puntos débiles, tanto metabólicamente y emocionalmente para superarlos.

- Descubrió que ayunos breves son una forma de restablecer su metabolismo en los momentos en que ha ido en mal camino.

- Se dio cuenta que hay más sobre perder peso que simplemente perder grasa conforme su cuerpo se remodela a sí mismo.

- Usted fue optimista sobre su futuro conforme usted se empezó a ver, actuar y sentirse más joven.

Estos son los logros por los que puede sentirse orgulloso. Lo felicito por lo que ya ha realizado. Este es un buen momento para dejar de lado los miedos irracionales basados en experiencias anteriores, cuando se ha recuperado peso después de perder algunas libras. Lea nuevamente la lista de lo que ya ha hecho. Ha aprendido a utilizar las herramientas que utilizará durante esta próxima etapa.

Algunas personas la llaman a esta etapa "mantenimiento", pero yo prefiero pensar en ella como nivelación. Piense en un piloto que ha despegado con éxito en un avión. A continuación, navega correctamente a su destino. Él hace algunas correcciones de curso con precisión durante el viaje y utiliza sus indicadores que le dejan saber cómo lo está haciendo. Conforme el avión quema combustible, se vuelve más ligero y es más eficiente. El piloto se ajusta para estos cambios en el camino. Cuando el destino está a la vista, seguirá una ruta específica para volver a la tierra y tener un aterrizaje suave. Porque cada aeronave tiene diferentes características y las condiciones varían, el aterrizaje no puede ser el mismo de uno al otro. Una vez que ha aterrizado, se estaciona en la terminal en donde puede apagar los motores y relajarse. Cuando esté listo para nivelarse, también usted habrá despegado correctamente, siguió un camino, hizo ajustes y ahora tiene su destino a la vista. Es el momento para poder aterrizar exitosamente. Tiene el conocimiento y la experiencia para hacerlo, si mira atrás podrá ver lo que ha realizado hasta ahora. Si usted se queda en el aire, su viaje no estará completo. La nivelación es un proceso que toma ciertas medidas. Como los pasos del piloto, no pueden ser idénticos para todos. Siga estos pasos generales que le ayudaran enormemente:

- **No sueñe en volver a sus antiguos hábitos alimenticios o se mantendrá en un patrón interminable, volando en círculos pero nunca llegará a su destino.** Albert Einstein fue citado diciendo que la locura podría definirse como repetir los mismos errores del pasado y esperar que los resultados salgan de una manera diferente. Si espera adelgazar con éxito y volver al patrón de alimentación que creó anteriormente su problema se ajusta a esa definición de locura.

- **Revaluar su objetivo.** Si usted tuvo que bajar una gran cantidad de peso, su cuerpo ha estado atravesando una remodelación significativa. Primero establezca su objetivo como si la cantidad de músculo y hueso no cambian. Si tenía una cantidad considerable para perder, más cambios están sucediendo. Todo el músculo y masa ósea necesaria para llevar el peso extra ya no se necesita y puede haberse reducido. Por otro lado, su mayor nivel de actividad puede haber creado huesos y músculos más fuertes en otros lugares. Si se producen estos cambios, considere la posibilidad de una revaluación para decidir su objetivo de peso a largo plazo.

• **Planifique una ruta de vuelo más pronunciada antes de la nivelación.** Conforme empieza a cambiar su cuerpo a un estado estable, recuperará algunos almacenamientos a corto plazo. Cuando empezó la dieta, eliminó usted mismo el glucógeno y el agua asociada con este. Le dijo a su cuerpo que debía quemar las grasas almacenadas. Una vez se estabiliza, es normal que su cuerpo reconstruya parte de ese glucógeno. Permítase unos kilitos para ese propósito. Todos serán diferentes, pero sugiero que permita que su dieta de pérdida de peso continúe unos cuatro a seis libras (dos a tres kilos) por debajo de su meta. Como su cuerpo reconstruye el glucógeno almacenado a corto plazo, este reajuste natural le estabilizará en su meta.

• **Manténgase en contacto con su médico.** Esto es especialmente importante si inició o paró cualquier medicamento mientras hacía la dieta. Si su médico ordenó pruebas de laboratorio de referencia, esto es un buen momento para volverlas a revisar.

• **Continuar evitando potenciadores del sabor.** Glutamatos libres como MSG han sido nuestro enfoque porque son desencadenadores de comer en exceso. Continuar evitándolos.

• **Continuar evitando alimentos altos en azúcar.** Hoy, el estadounidense promedio consume unas veinticinco veces más azúcar que lo hacían los estadounidenses en el momento de la Revolución Americana. Ya que pueden haber adquirido el gusto por el sabor alto en azúcar, siga utilizando edulcorantes artificiales como lo necesite. Su cuerpo ha aprendido a asociar el sabor del azúcar con la sensación de la fiebre del azúcar.

Al continuar evolucionando en una persona que come sin azúcar, esta asociación se disminuirá con el tiempo, su cuerpo ya no le exigirá alimentos excesivamente azucarados. Si está criando a niños, trate de no volverlos adictos a la necesidad del dulce excesivo. En su lugar, aprenderán a apreciar los alimentos dulces como especiales, como debe ser.

- **Añadir poco a poco los alimentos.** Mediante la adición de alimentos uno a la vez, puede descubrir si es sensible a ciertos alimentos y aprender a evitarlos. Usted puede tener una sensibilidad alimentaria tal como el síndrome del intestino irritable o enfermedad celíaca y aún no lo sabe. Algunas personas podrían sentirse mejor cuando sus condiciones responden favorablemente a los alimentos más simples, más puros que ahora comen. Agregando alimentos lentamente, se dará cuenta de las reacciones a determinados alimentos.
- **Tenga cuidado y acepte sus adicciones a los alimentos.** Algunas personas tienen sobrepeso simplemente porque comen demasiado, pero otros pueden haber cambiado por comer en exceso. Algunas personas se han convertido en adictos a la comida, donde la química de ciertos alimentos desencadena una cascada de eventos bioquímicos y psicológicos que les hace comer aún más.

Una persona puede decidir comer una galleta de chispas de chocolate y estar perfectamente bien, mientras que otro se come el plato entero antes que la noche se termina. No es malo o débil de carácter. En cambio, tenía una adicción a la comida que fue provocada por una galleta, esta persona debe evitar totalmente ese alimento en el futuro. La persona que fue capaz de comer una galleta no debe ser presumida sobre esto. Aunque este no es un desencadenador para ella, podría ser que algunos otros alimentos lo sean. Esa es otra razón para agregar nuevos alimentos de uno en uno. Ayuda a identificar los alimentos problema que crean estas conductas de adicción.

- **Estar atentos a la presencia de otros contaminantes.** Hay muchas otras sustancias que se encuentran en nuestros alimentos que actualmente son permitidas por el Gobierno. Algunos tienen otro potencial dañino, pero no han sido prohibidos debido a datos científicos incompletos, la burocracia e información engañosa de la industria alimentaria. Aunque no le afecten la dieta, si tienen el potencial para dañarle a usted y a su familia, pregúntese si realmente desea estos en su comida.

- **Continuar su nivel de actividad.** Ojalá haya desarrollado un programa de ejercicios que le gustan, no uno que usted lo hace desanimado "ya que es el correcto" para usted.

- **Seguir realizando un seguimiento de su ingesta de alimentos y su peso.** Mantenga el control estrechamente como cuando empezó la dieta durante los primeros meses. Podrá encontrar algunos patrones que son zonas de peligro para usted.

- **Ayune periódicamente, incluso si no necesita perder peso.** Esto le ayudará a asegurarse que las vías de energía que abrió durante esta dieta permanezcan abiertas. Recientemente, los investigadores de Cardiología estudiaron a los miembros de la Iglesia de Jesucristo de los Santos (mormones) y descubrieron que quienes ayunan mensualmente con propósitos religiosos son más saludables.

- **Comer menos de lo que dice el Gobierno.** La mayoría de las directrices dietéticas que emiten los gobiernos y grupos internacionales son demasiado generosas. Se establecen con márgenes de seguridad para prevenir la desnutrición y son un factor muy real en sobrealimentar a mucha gente con más calorías de las que realmente necesitan. Tras la Segunda Guerra Mundial, ocurrió una cosa notable: la devastación por la guerra creó escasez de alimentos en toda Europa. La escasez continuó durante varios años hasta que Estados Unidos intervino y proporcionó ayuda masiva a través del Marshall Plan. Mientras que Europa tenía pocos alimentos, las tasas de mortalidad cayeron. Este fenómeno ha sido duplicado en el laboratorio una y otra vez. Comer un poco menos alarga la vida.

- **Planifique sus calorías de mantenimiento.** Ya que no va a intentar comer tanto como lo hacía antes, ¿cuánto debe usted comer? Personalizar su ingesta de alimentos a sus necesidades. Empiece por volver y revisar sus registros diarios. Los registros que ha mantenido deben decirle lo que necesita de energía. Busque el punto justo antes que comenzara a nivelarse.

Tal vez estaba comiendo unas 800 kilocalorías cada día, pero su tasa de pérdida de peso había caído a una libra (menos de un kilo) cada semana durante varias semanas. 500 gramos de peso cada semana es aproximadamente igual a un déficit de energía de aproximadamente 600 kilocalorías cada día. Añada 600 a 800 que estaban comiendo resulta en unas 1.400 kilocalorías por día para mantener un peso constante.

Cualquiera que sea su número es más probable que sea mejor que la recomendación de "talla única" del Gobierno. Una vez se estabiliza, probar y ver si esta cantidad de alimentos mantendrá su peso constante. La investigación sugiere que mantener su ingesta de alimentos en el nivel adecuado mantiene su peso **y no más**, esta premisa está asociada con la buena salud y la longevidad.

- **Comer localmente.** Compre en mercados de agricultores y crezca algunos de sus alimentos, si se puede. Puede sembrar incluso citadinos, en un apartamento pequeño en el marco de la ventana y tener jardines en el balcón. Sabiendo en donde crece su comida asegura su frescura y pureza. También es lo correcto de hacer ecológicamente, ya que los alimentos que consume no habrán viajado miles de kilómetros para llegar a su mesa.

- **Comer según la temporada.** El antiguo Consejo del Eclesiastés es aún valido hoy. "Hay una temporada para todo...". Hoy, con la mayoría de nosotros

En los Estados Unidos, usted puede obtener más
información sobre los lugares en donde puede
comprar comida de agricultores locales en su
área en

www.LocalHarvest.org

**Grupos similares pueden estar disponibles
en su área.**

alejados de la agricultura, olvidamos esto y exigimos
alimentos fuera de temporada.

No hace mucho tiempo esperábamos el otoño,
cuando podíamos esperar comer manzanas crujientes.
Hay una práctica religiosa antigua de ofrecer una
oración especial de acción de gracias la primera vez
que se come una determinada fruta o verdura cada
año. Esta práctica sencilla y alegre expresa gratitud
por llegar a esa temporada. Si usted visita un huerto
cuando el fruto ha madurado, usted lo comprenderá.
El reconocimiento de las maravillas de la naturaleza y
la gratitud para disfrutar de alimentos especiales en
temporada simplemente no es lo mismo cuando un
neoyorquino puede comprar una manzana fresca
proveniente de Nueva Zelanda en la primavera.
Comer según la temporada ayuda a su cuerpo a
regularse a sí mismo y le hace apreciar las
recompensas disponibles para usted.

- **Comer tradicionalmente.** La crianza selectiva es
una poderosa herramienta que ha sido utilizada con
moderación por agricultores durante milenios. Con el
tiempo, aplicado lentamente, ha ayudado a los

humanos en el suministro de alimentos para ampliarlo y mejorarlo. Hoy, vemos que nuestra comida cambia a un ritmo vertiginoso. La investigación masiva ha cambiado este proceso de selección y ha sido acelerado aún más mediante la ingeniería genética. Algunos de estos nuevos productos pueden resultar útiles, pero otros podrían ser peligrosos.

El tiempo responderá a muchas de esas preguntas, pero hoy las empresas químicas y procesadoras de alimentos se han unido para crear alimentos que ofrecen el mejor beneficio a corto plazo para ellos. Pavos criados en formas grotescas para variar el equilibrio de su carne, manzanas que crecen hasta el tamaño de la porción de una pelota de sóftbol o granos que producen su propio insecticida interno, unos cuantos años de estudio de laboratorio es a menudo insuficiente para mostrar todos los posibles problemas. Busque "alimentos de patrimonio" siempre puede encontrarlos. Muchos pequeños agricultores están volviendo a éstos, creando un nicho de mercado no atendido por los productores gigantes.

- **Conozca su verdadera herencia.** El mundo se ha convertido en un gran crisol. Incluso si sus raíces genéticas se remontan a un único grupo, es poco probable que sus tradiciones de alimentos sean puras. Muchas culturas basan sus elecciones de alimentos tradicionales en una combinación de disponibilidad y de la salud. Los rasgos genéticos a veces juegan un papel poderoso en el desarrollo de las tradiciones de la comida.

Por ejemplo, hay culturas que fermentan la leche en kéfir o yogurt. Esta estrategia tiene sentido en el mundo donde la intolerancia a la lactosa es común, como África y la región del Mediterráneo. De lo contrario, los productos lácteos podría causar gas y diarrea para los que llevan este gen. Sin embargo, no tiene el mismo propósito en Holanda o Alemania, donde este problema genético es infrecuente. Cuando se investigan los alimentos tradicionales, tenga cuidado al usar la tradición. Por ejemplo, alimentos que se convirtieron en "tradicionales" durante un período de privación o limitación de los alimentos no son una buena opción. Un ejemplo es el pan frito indio. Hoy, este alimento tradicional supuestamente se encuentra en muchas reuniones de nativos americanos. No es verdaderamente tradicional, pero entró en uso cuando a las tribus se les obligó a abandonar sus hogares ancestrales y fueron proporcionados con raciones de harina y manteca de cerdo por el Gobierno. Haga su investigación lo suficientemente lejos de períodos difíciles, mientras busca su patrimonio para alimentos en los Buenos tiempos.

• **Hacer excepciones para <u>ocasiones muy especiales</u>.** Puede ser que asista a la boda de su hija o al cincuentenario de sus abuelos. Estos no son eventos cotidianos, y se puede sentir incomoda si tiene una rebanada de un pastel que lo evitaría en otras condiciones. Está bien, cómaselo, es humano y si decide hacer algo así, tenga un plan. No se eche la culpa diciendo "Rompí mis propias reglas por lo que puedo seguir así".

En su lugar, estar preparado para ajustarse si se

sale del camino y disfrutar del evento especial. Aprenda a considerar estas decisiones y tener un plan para reanudar rápidamente su comportamiento saludable. Si decide hacerlo, no lo haga demasiado a menudo. Es fácil ser complaciente después de hacer esto una vez sin problema. Si lo hace a menudo, podría volver a un patrón de dieta yo-yo, constantemente recuperando y teniendo que volver a hacer la dieta, este no es un patrón saludable.

- Piense bien sobre su apariencia. Si ha ido aumentando la actividad y el ejercicio, puede ser agradablemente sorprendido y disfrutar de verse como se pone en forma. Para algunos, la piel estirada parece menos atractiva y un recordatorio de su sobrepeso. Disfrute de su nuevo cuerpo más saludable, incluso si le preocupa que no sea perfecto. Aquellos que le rodean pueden decirle lo bien que se ve. Acepte sus felicitaciones y no se apresure a medidas extremas.

No intente medicamentos o maquillaje que promete eliminar las arrugas. Esto le puede perjudicar al irritar la piel, esto no es saludable. Si está pensando en que un cirujano cosmético le apriete la piel para que coincida con su nuevo cuerpo delgado, espere un poco. No me opongo a esa cirugía, siempre y cuando tome una decisión tomándose su tiempo y con sabiduría. En primer lugar, continúe haciendo ejercicio y manteniendo su nuevo peso durante al menos un año. Asegúrese que la persona que le hará dicha cirugía está plenamente capacitada y certificada en cirugía plástica. Asegúrese de tener una larga charla con el cirujano antes de decidir seguir adelante. Los mejores cirujanos querrán estar seguros que usted es realista y que se beneficiará antes de estar de acuerdo en continuar.

- **Ayudar a otros que necesitan perder peso.** Esta acción no es puramente altruista. Mediante el uso de su experiencia personal para ayudar a otros, se refuerza su propio comportamiento saludable. Hay muchas formas de hacerlo. Puede ser un ejemplo para su familia. Puede ser un sistema de apoyo para amigos que están tratando de perder peso. Podrían formar un grupo de apoyo de pérdida de peso con conocidos en su lugar de trabajo o en su iglesia. Podría asistir a uno de los clubes de apoyo sin fines de lucro de pérdida de peso, como TOPS o Comedores Compulsivos Anónimos. No importa lo que decida, usted puede sentirse bien ayudando a otras personas mientras se ayuda a usted mismo.

Todas estas recomendaciones no son una "dieta de mantenimiento" pero si cambios de estilo de vida. Debido a las diferencias individuales, no puede ser una dieta fija para todos. Recomiendo que utilice un proceso para encontrar la combinación de alimentos que funciona mejor para usted.

Para muchos, este proceso puede resultar en lo que yo llamo una **dieta de estilo Mediterráneo modificado** *(véanse los cuadros a partir de la página siguiente para más información).*

Comience por revisar la dieta de pérdida de peso que acaba de terminar. Debe haber estado recibiendo una base adecuada de proteínas y grasas.

Puede aumentar su proteína moderadamente. Empiece a aumentar su consumo de carbohidratos, principalmente en forma de verduras, guisantes y frijoles. Ingiera cantidades modestas de fruta de la temporada. Si usted desea aumentar su consumo de grasas, hacerlo con grasas saludables tales como aceite de oliva. Trate pequeñas cantidades de leche o yogurt. Mantener las cosas hechas de granos entre las últimas adiciones a su dieta.

- **Utilice su experiencia con su diario de alimentos para estimar la energía que necesita conforme usted varía su dieta.** No olvide agregar alimentos uno a la vez. Dar a cada nuevo alimento unos días y ver su reacción. Los alimentos que le causan comer más de la cuenta pueden ser alimentos desencadenantes o gatillos y debe evitarlos.

- **Los alimentos que le causan malestar gastrointestinal debe notarlos y evitarlos.** Si descubre que puede tener alergia a un alimento, mostrando una sensibilidad de alimentos o un trastorno como el Síndrome del Intestino Irritable o enfermedad celíaca.

Si sospecha un problema, consulte con su médico o a un gastroenterólogo. Grupos de apoyo especial pueden proporcionarle más información sobre cualquiera de estos y pueden ayudarle a aprender qué alimentos evitar. Puede que no haya observado la conexión entre comer y el malestar antes. En su lugar, se sintió mejor en una dieta limitada mientras que pierde peso. Al añadir estos alimentos nuevamente, la diferencia puede ser notable.

¿Qué es una Dieta de estilo Mediterránea modificada?

Mucho se ha escrito acerca de los beneficios de la llamada Dieta Mediterránea en los últimos años, pero ¿qué significa realmente? Puesto que la dieta de las Naciones que bordean el mar Mediterráneo varía ampliamente, algunos nutricionistas intentan racionalizar la pirámide de alimentos desacreditada del USDA usando combinaciones de alimentos similares para describir los hábitos de alimentación mediterráneos. De hecho, algunas de las dietas que describen como supuestamente representantes de las regiones pobres que dependen en gran medida de granos baratos. Aunque el aceite de oliva es sinónimo de una dieta sana mediterránea, la media del consumo de aceite de oliva puede variar en un factor de diez o veinte veces entre las diferentes partes del Mediterráneo. Para evitar confusiones con las otras dietas, uso el término **"Dieta de estilo Mediterránea Modificada,"** que depende de ciertas características del consumo de alimentos en las islas griegas.

La maravillosa dieta de esa región es el resultado de la geografía griega. El terreno escarpado de las islas griegas hace al olivo un cultivo agrícola preferido y una importante fuente de alimento. La oliva se convirtió en una fuente de gran riqueza en la antigüedad, cuando los griegos exportaban grandes cantidades de este aceite saludable al mundo antiguo.

Hoy, el consumo medio de aceite de oliva por persona en Grecia es veinte veces más de la media de Norte América. Mirando únicamente al aceite de oliva, un

Dieta de estilo Mediterránea modificada

(continuación)

griego promedio puede consumir casi un tercio de su consumo de energía de este aceite saludable. Además, el Mar Mediterráneo que rodea las islas griegas proporciona la riqueza de pescado fresco que es otra parte importante de la tradición alimenticia griega.

Además de la grasa procedente del aceite de oliva, los griegos consumen otras grasas de pescado, nueces, carne, queso y otros productos lácteos. El total de todas estas grasas está muy por encima de la recomendación de energía de 30 por ciento de grasa que recomiendan los expertos del corazón en los Estados Unidos. Sin embargo, los griegos tienen un nivel menor de enfermedades del corazón que en Norte América. El motivo es el beneficio positivo de una dieta rica en aceite de oliva, pescado y frutos secos que se encuentran en Grecia.

La proteína está presente en cantidades moderadas de pescado, carne y huevos, ¿de donde sacan los carbohidratos? En pocas palabras, una dieta con este mayor porcentaje de grasa saludable tiene que desplazar algo. En este caso, la grasa saludable remplaza los carbohidratos para ingesta de energía de una manera que reduce la cantidad total de los carbohidratos que comen.

¿Qué tipo de carbohidratos recomiendo? Las mezclas de hortalizas incluso guisantes y frijoles con limitadas cantidades de grano entero son la mezcla de carbohidratos más saludable. Sin embargo, las personas que eran adictas a los carbohidratos deben tener

Dieta de estilo Mediterránea modificada
(continuación)

cuidado ya que estos son alimentos que les pueden servir de gatillo para empezar a sobrealimentarse. Por último, permítase modestas cantidades de alimentos altos en azúcar, principalmente deben provenir de fruta fresca de la temporada. Lo último para introducir con cautela en cantidades muy pequeñas, son los alimentos azucarados. Elementos tales como pasteles cubiertos con miel deberían reservarse para fiestas y otras ocasiones importantes.

- **Si usted es diabético y fue capaz de reducir o eliminar la medicación al perder peso, tenga cuidado. Seguir vigilando de cerca el azúcar en su sangre y trabaje con su médico.** Ver si se puede identificar un patrón de alimentación que le mantendrá en buen control con el que necesite menos medicamento.

- **Mantener un nivel constante de cetosis le dio una sensación de bienestar y lucidez mental, mantenga estrecha vigilancia de sí mismo y su estado mental.** Si empieza a notar que vuelve a su antiguo yo, usted puede estar sintiendo cambios de química cerebral conforme abandona la cetosis. Si esto ocurre, debe determinar cómo puede mantenerse un estado saludable **sin perder más peso.** No desea sumarse a las filas de los que sufren de anorexia, quienes se matan de hambre por mantenerse a dieta continuamente. Si es necesario abordar esta cuestión, puedo sugerir tres estrategias, pero tenga precaución y examinar cada una de ellas con su médico y sólo utilizarlas bajo su supervisión:

1. **Tratar de mantener este equilibrio mental a través de ayunos periódicos breves.** Si se intenta esto, mire su peso para asegurarse que usted no se excede.

2. **Seguir una dieta cetogénica que no pretende reducir de peso.** Estas dietas altas en grasas se denominan dietas Inuit o de esquimal, porque la gente nativa del Norte tradicionalmente comía así. No tenían problemas de salud hasta que la "civilización" cambió radicalmente sus dietas. Otro grupo que sigue una dieta alta en grasa son algunos pastores nómadas de Asia central, que se ha notado que viven más tiempo que la mayoría de la gente en otros lugares.

   Tales dietas requieren mantener el nivel de carbohidratos tan bajo como lo era cuando estaban perdiendo peso, pero aumentar la energía en su dieta, aumentando las grasas más saludables, tales como el aceite de oliva, pescado, alimentos con mayores niveles de ácidos grasos Omega-3, y suplementos de Omega-3. Haga que su médico revise sus niveles de lípidos para verificar que están haciendo esto de una manera que no hará cambios negativos en su colesterol.

3. **Considere la posibilidad de medicamentos antidepresivos.** Los cambios en la química cerebral debido a la pérdida de peso y cetosis pueden haberle ayudado a superar un caso de depresión clínica. Si dejar la dieta de reducción de peso desencadena un retorno a la depresión y

no se mejora con otras estrategias, hable con su médico para encontrar un medicamento que sea el adecuado para usted. Tenga en cuenta que algunos de estos medicamentos, provocan aumento de peso significativo.

Estas tres últimas estrategias no son sugerencias generales. Son reservadas para una situación muy especial y destinados a ser utilizados *sólo* cuando colabora estrechamente con un médico que entienda estas situaciones. La mayoría de la gente debe sentirse bien con una dieta de estilo Mediterránea Modificada, una vez que la haya personalizado a sus necesidades individuales.

Mantener registros de sus viejos diarios, si alguna vez necesita retomar el camino. Una vez en la rutina, ya no necesitará controlar todos sus movimientos. En cambio, este será un nuevo estilo de vida para usted. Cuando se ha encargado de sus propios problemas de sobrepeso y aprendió que tiene la capacidad de controlarlo, ha abierto la puerta a un nuevo estilo de vida más saludablemente.

Vaya y disfrútelo.

13

Protegiendo a su familia

Hay un proverbio religioso antiguo que dice "Si se salva una vida, es como si se salvara a todo el mundo". Si cada persona en el mundo fuera capaz de salvar una vida, cambiaría todo el mundo. Al comienzo de este libro, expliqué la magnitud de la epidemia de la obesidad. Está afectando a todo el mundo. ¿Cómo puede una persona que está a dieta cambiar el mundo? La respuesta es que el cambio comienza con una persona a la vez.

En primer lugar, comience con usted mismo. Como tiene éxito en su dieta, se convertirá en un ejemplo para aquellos que le rodean. Familiares que eran reacios en admitir sus propias necesidades de perder peso pueden de repente estar interesados. Su ejemplo puede llevarlos a salvar su propia vida. La epidemia de la obesidad a la que nos enfrentamos mata a la gente. Quien usted ha alentado con su ejemplo, puede ser una vida que será salvada.

No puede pensar de sí mismo como un defensor o un líder en una campaña para salvar al mundo, pero ¿y su propia familia? No tiene presión de nadie. Ser líder con el ejemplo es una de las declaraciones más poderosas que puede hacer. Si hay otros miembros de su familia que necesitan perder peso, su éxito puede ser la luz que los guíe. He visto esto una y otra vez cuando alguien que adelgaza con éxito anuncia que su cónyuge decidió hacer la dieta junto a ellos y tiene el mismo éxito. Cuando usted predica con el ejemplo, no tiene que tener confrontaciones. No tiene que decirle a alguien que necesitan hacer la dieta. Usted sabe, debido a su propia experiencia lo desagradable que esto puede ser. Las personas que tienen sobrepeso saben que necesitan hacer dieta, pero creen que no pueden tener éxito. Su ejemplo puede darles esperanza, de igual manera, que el éxito de un amigo le haya dado esperanza a usted. Cuando una persona en un grupo tiene éxito, otras personas se centrarán en lo que hizo y le copiarán.

Esta es la primera forma en que usted está protegiendo a su familia y a las otras personas que le rodean. Aquellos que ya tienen sobrepeso se beneficiarán de su ejemplo. Existe una segunda forma importante en la que puede proteger a sus seres queridos. A pesar que sus hijos no necesiten hacer dieta, podría ya haberse iniciado en el camino a la obesidad. El conocimiento que han adquirido mientras usted estaba a dieta les servirá a ellos también.

No, quienes no están con sobrepeso no necesitan hacer dieta ni deberían estar en cetosis. En su lugar, deben evitar los riesgos que les podrían conducir a la obesidad. Usted tiene el poder para influir en ellos y mantenerlos fuera de la ruta para tener sobrepeso.

Puede empezar por sacar de su casa la comida chatarra. Ya usted debe saber a lo que quiero decir por con comida chatarra. Iniciar con las bebidas. El agua es la mejor bebida que puede encontrar en su casa. Si su suministro de agua municipal tiene problemas con el sabor u olor, obtenga un filtro. Incluso un filtro de jarra simple funciona bien. Si su familia se ha convertido en adicta a las bebidas dulces, eliminarlas gradualmente. Eliminar las cantidades de azúcar que se obtienen al cambiar a refrescos dietéticos. Haga que sus hijos beban agua con su almuerzo escolar, no esas cajitas de jugo. Asegúrese que los caramelos y pasteles son golosinas reservadas para fiestas y ocasiones especiales. Utilizar carnes puras en su mesa, no el tipo que está inyectado con caldo. Manténgase alejado de las comidas listas para comer que compra en la sección congelada y las calienta en el microondas. Evitar el MSG en todos sus alimentos. Desconfíe especialmente de sopas enlatadas o en polvo. Evitar esas sabrosas latas cargadas de MSG de espagueti y Ravioles dirigidas a jóvenes. Haga que su desayuno sea más sano eliminando la tostadora y cereales y pastelillos. La mayoría de las variedades de esos alimentos para desayuno están cargados con azúcar. Utilice productos lácteos reales en su casa, no sustitutos de imitación.

Tendrá menos resistencia a estos movimientos que usted anticipa. Si su familia le ha visto tener un cambio notable a través de su dieta, comprenderán mejor cuando les explique por qué está tomando algunas de estas medidas.

Sus seres queridos no están con usted veinticuatro horas al día. Cuando sus seres queridos están lejos, en la escuela o el trabajo, se encuentran en un ambiente totalmente diferente. A medida que realice cambios en casa, educarlos indicándoles el por qué está haciendo estos cambios. Hágales saber lo que necesitan evitar fuera del hogar. Considere proporcionarles almuerzos para ellos, para que puedan evitar los almuerzos escolares, que están ahora bajo el pulgar de la industria alimentaria.

Una vez que tiene a su familia de su lado, buscar otros lugares que limitan sus opciones saludables. Piense en las cenas en donde cada persona lleva algo en su iglesia o sinagoga. Sugiera platos más saludables a las personas allí también. No sea una peste al respecto, pero explique que estos son pasos que le ayudaron a conseguir estar delgado y ahora está apoyando y colaborando a proteger a su familia. Si la comunidad que le rodea lo ha visto adelgazar, respetarán lo que tiene que decir.

Si tiene hijos en la escuela, hágase escuchar en el sistema escolar. Los superintendentes de la escuela y los supervisores oyen a los padres que defienden lo que es correcto. No abordar los problemas bajo control nacional y el estado todavía.

Aprenderá cómo la industria alimentaria influye en muchas de las regulaciones de Gobierno. Esto dificulta para las escuelas locales, ejercer independencia en algunos aspectos. Por ejemplo, podrían obtener de los agricultores locales, productos alimenticios frescos, que estarían encantados de poder venderles a las escuelas. En su lugar, la escuela debe comprar a menudo los productos a empresas de alimentos más importantes y reconocidos recibiendo el envío de estos desde miles de kilómetros de distancia, debido a los contratos existentes de Manta y las restricciones del Estado.

En su lugar, vaya tras las prácticas sombrías que pueden ser controladas. Incluso en pequeñas comunidades, las escuelas locales pueden ser tentadas por grandes recompensas monetarias de la industria de bebidas. Pagan para poner máquinas expendedoras de bebidas en las escuelas, en sustitución de fuentes de agua para los jóvenes. Vuelva al agua. Estas enormes cantidades de dinero pueden tentar a los administradores de la escuela. No tolere esto. Las máquinas expendedoras de bebidas no tienen cabida en las escuelas. Es a sus hijos que estas empresas están tratando de atraer. ¿Dejaría a un narcotraficante instalar una tienda dentro de los salones de su escuela si le dan dinero a la escuela? Por supuesto que no. Sin embargo, las empresas de bebidas entran en guerras de licitación para distribuir sus productos en las escuelas.

Conozca a su enemigo. La comida saludable tiene muchos enemigos. Algunos son benignos en su intención, pero hacen mucho daño por su ignorancia. Otros son muy malévolos y deliberadamente ponen sus intereses comerciales por delante del bien público. Muchos son los jugadores multinacionales, que no se preocupan por la salud de las personas en su comunidad. Algunos de ellos juegan sucio. Los cuadros que siguen en las próximas páginas contienen explicaciones cómo estas empresas juegan sucio y por qué el gobierno puede ser inepto para combatirlos. Estúdielos y desconfíe. Si va más allá del nivel local, espere ver estas tácticas en acción.

No se desanime. Iniciando con usted y su familia, tiene una base sólida. Trabajando con esta base usted puede cambiar su comunidad. Los cuadros siguientes muestran algunos de los problemas que existen ahora. La comprensión de estos problemas le ayudará a luchar por un suministro de alimentos más seguro. Finalmente, podemos tener alimentos verdaderamente puros y honestos verdad-en-el-etiquetado, ¡pero sólo si la gente como usted trabaja para ello!

> *Si usted salva una vida,*
> *es como si salvó a todo el mundo.*
>
> *Proverbio hebreo (La Sabiduría de los Padres)*

Problema 1

Aplicación de seguridad debilitada

La ley de drogas y alimentos puros original fue aprobada en los Estados Unidos hace más de un siglo. Trajo una mejora radical en la confianza que le podemos dar a la industria de alimentos. Con los años, ha reducido la eficacia de la regulación de alimentos, como los abogados de los procesadores de alimentos han averiguado la forma de manipular cada regulación. La relación estrecha entre los que establecen las regulaciones y los regulados ha empeorado el problema.

Hasta que el gobierno mire cada aditivo alimentario individualmente y exija investigación de seguridad al menos tan rigurosa como lo requieren para los medicamentos, debemos tratar la seguridad de los aditivos alimentarios con gran escepticismo. Hasta que el gobierno exija un etiquetado claro e inequívoco de los ingredientes alimentarios, debemos ser cuidadosos de todo lo que comemos. Las naciones que utilizan a los Estados Unidos como un modelo deben ser cautelosas.

Problema 2

Malevolencia organizada

Si ha leído sobre los actos malévolos que la industria de tabaco fue célebre en el pasado, ¿se sorprende que la industria alimentaria que ahora controla el negocio alimenticio esté siguiendo el mismo patrón? Al igual que la industria del tabaco ha gastado millones de dólares estableciendo falsos institutos para defender su causa, así lo ha hecho la industria alimentaria.

Existen organizaciones con nombres altisonantes para contarnos todo sobre la seguridad alimentaria. Estas organizaciones son financiadas por la industria alimenticia. Es de extrañarse que continuamente borren y distorsionen la verdad sobre los peligros de la epidemia de la obesidad ¡que resulta de los aditivos alimentarios y alimentos falsos!

Aparentando estar preocupados por la opinión pública, estas organizaciones pueden tranquilizar a individuos ingenuos que están preocupados por cuestiones de alimentos. ¡No sea uno de ellos! Se puede ver por su propio éxito en evitar estos alimentos falsos, que hay problemas reales sobre nuestro suministro de alimentos.

Problema 3

Detener la verdad

Ahora, hay un esfuerzo tremendo para amortiguar la verdad acerca de los productos puros. Hay una hormona química llamada hormona del crecimiento bovino o BGH (por sus siglas en inglés) que se da a las vacas lecheras para aumentar su producción de leche. Muchos pequeños agricultores lácteos preferirían producir un producto puro. Estas pequeñas industrias lácteas informan al público que sus rebaños lecheros no reciben BGH. El temor del BGH hará que el público esté consciente de los productos químicos que utilizan muchas grandes empresas de productos lácteos.

Para detener esta amenaza a su venta de productos químicos, un esfuerzo de cabildeo político está en marcha en las legislaciones para silenciar a estas pequeñas industrias lácteas. Si pasa, a las lecherías vendiendo leche libre de químicos les sería prohibido de decir esta realidad. La legislación elaborada por la compañía química prohíbe informarle al público si un producto está libre de cualquier cosa.

BGH no es un problema en esta dieta, pero silenciar y distorsionar la verdad si lo es. Con suficiente dinero y poder, la verdad acerca de los productos alimenticios puede ser ocultada para el público.

Problema 4

Falta de liderazgo de salud en los Estados Unidos

Prácticamente cualquier nación que puede pensar, tiene un Secretario o Ministro de la Salud – una posición del Gabinete del Gobierno, asumiendo la responsabilidad por la salud de esa nación. Esto ocurre en prácticamente en cualquier nación que puede pensar, excepto en los Estados Unidos de América.

Curiosamente, los Estados Unidos nunca ha tenido un Secretario de salud. En cambio, ha sido un Secretario de Salud y algo más: Salud, Educación y Bienestar; Salud y Servicios Humanos y así sucesivamente. Resultando, en muchos pequeños departamentos separados yendo en diferentes direcciones. A veces ellos no tienen responsabilidad en una zona determinada. Otras veces tienen responsabilidad contradictoria.

Sí, hay un cirujano General, una figura sin autoridad para dirigir a las diversas burocracias de salud, sirviendo a un nivel muchas capas debajo del Secretario de Salud y Servicios Humanos. Este Cirujano General es el jefe del cuerpo encargado de la salud pública, un residuo de los días donde un oficial médico naval a bordo de los buques que llegaba a nuestros puertos para determinar si tenían que ser puestos en cuarentena. Por eso, el Cirujano General es visto en un uniforme naval. A pesar que muchos empleados de la burocracia de la salud sirven en este cuerpo, el Cirujano General no tiene mando en sus actividades diarias. En cambio, informan a cualquier rama de la burocracia que están asignados.

Esta figura del Cirujano General siempre es un médico, quien a menudo no tiene ninguna formación en salud pública, pero en su lugar, fue nombrado después de generosas contribuciones políticas. *¿Es de extrañarse que los esfuerzos del Gobierno federal para preservar la salud suelan ir por mal camino?*

Problema 5

Liderazgo local de salud con las manos atadas

Al mismo tiempo, los departamentos locales de salud proporcionan importante liderazgo en los Estados Unidos. Hoy, el liderazgo de salud dentro de los Estados varía ampliamente. Aunque los departamentos de salud estatal tienen tremenda autoridad legal para proteger a sus ciudadanos, el gobierno federal les ha atado las manos. Los fondos federales son una parte significativa del presupuesto del departamento de salud de un Estado. Todas las otras cosas que les gustaría hacer reciben poco dinero. Para fines prácticos, la mayoría de los departamentos de salud de estado encuentran sus manos atadas cuando quieren hablar sobre algo que no es una prioridad federal.

Las empresas de alimentos aprovechan esta debilidad. Siempre que las empresas de alimentos ven que un estado toma la iniciativa en materia de salud, sostienen el caso de jurisdicción federal. Por ejemplo, cuando los estados quieren dar información en el paquete adicional o de lo contrario restringir un producto. Pocos estados sienten que tienen los recursos para luchar contra este problema.

Problema 6

Borrar los problemas peligrosos

La industria alimentaria sabe que una revuelta de los consumidores puede ser una poderosa fuerza para iniciar una regulación efectiva. Por lo tanto, han establecido una campaña de desinformación, diseñada para aplacar al público a creer que no hay ningún peligro en los aditivos alimentarios.

Uno de los métodos que utilizan para hacer esto es colocar artículos en revistas de alta circulación y periódicos que implican que estos aditivos son naturales e inofensivos. Por ejemplo, cuando ve un artículo de alimentos que hablan de aditivos peligrosos **como "no se ha demostrado definitivamente que hacen ningún daño excepto en individuos sensibles"** esto es un abogado hablando. Estos artículos sirven para confundirlo a que crea que una sustancia fue probada y que no hace daño. De hecho, muchos de estos aditivos entraron en nuestra cadena alimentaria sin ningún tipo de pruebas. Otros han sido probados por normas anticuadas que originalmente estaban destinadas sólo para mantener las sustancias como el arsénico de nuestros alimentos.

Esto lo hacen para que los artículos aparezcan en publicaciones importantes. Y son producto de una campaña bien pensada de relaciones públicas por parte de la industria química y alimenticia. Ellos aparecen más a menudo hoy, como la industria alimentaria reconoce su posición. *Esta táctica es directamente de la Guía de la industria del tabaco, desde cuando negaron que los cigarrillos hacían daño.*

Problema 7

Inmunidad contra demandas

Las empresas alimentarias saben que abogados litigantes con demandas multimillonarias por un caso de acción de clase pueden ser poderosos adversarios. Estos agresivos abogados han ayudado a frenar algunas de las cosas más desagradables en nuestra sociedad. Es mucho más fácil para las empresas de alimentos poderosos aplastar Leyes eficaces y Reglamentos, que mitigar a estos abogados litigantes que creen que tienen un buen caso contra empresas con mucho dinero. Aunque la Constitución de los Estados Unidos otorga a los ciudadanos el derecho a demandar al perjudicado, el cabildeo de la industria de procesamiento de alimentos le gustaría estar por encima de esto. Piensan que merecen el tipo de inmunidad soberana de los reyes antiguos. Han intentado obtener dicha inmunidad de cualquier manera posible.

Una manera fue intentar aprobar una ley federal que exoneraría a los productores de alimentos y proveedores de cualquier responsabilidad por la obesidad. Afortunadamente, esta ley ridícula no pasó en el Congreso de los Estados Unidos. Sin embargo, han tenido éxito en otra forma.

Hace unos años un grupo de abogados demandó a todos los productores de MSG por fijación de precios. Ellos no demandaron en nombre de los fabricantes de alimentos que pagaron por el uso de MSG en sus alimentos envasados. En su lugar, demandaron en nombre de todos los consumidores en los Estados Unidos. La teoría de su demanda era que el aumento del precio de MSG condujo a un aumento del precio de los alimentos procesados y por lo tanto los consumidores debían recibir el beneficio de esto. Por supuesto, no pudieron obtener que los consumidores individuales, y cada individuo en los Estados Unidos firmara por esto. En su lugar, se fueron a los fiscales generales de todos los Estados individuales. Ellos prometieron que en lugar de conceder unos centavos a cada individuo, el Tesorero del Estado recibiría el dinero que pudieran ganar. Cerca de tres cuartas partes de los Estados estuvieron de acuerdo a esta supuesta ganancia. Posteriormente se elaboró un acuerdo negociado con los productores de MSG. Ese acuerdo hacía que estos productores pagaran una cantidad relativamente pequeña de dinero, que iba a dividirse entre las Tesorerías del Estado y los abogados.

El tribunal les permitió publicar un aviso pequeño, incomprensible en revistas nacionales, diciéndole a la gente que participaran en los juicios a menos que notificaran a la Corte que optaban estar fuera de él. Por lo tanto, cualquier ciudadano que no envió una carta a la Corte fue incluido automáticamente como demandante y entró junto con el acuerdo negociado convenido por estos abogados. La solución propuesta dijo que **nunca se podría demandar a las empresas de MSG por nada más**, y no sólo con lo relacionado a la supuesta fijación de precio del MSG.

¿Un abogado habría intentado demandar a un fabricante de MSG en nombre de alguien sin saberlo, incluido en este acuerdo propuesto? ¿Fue este un camino complicado para intentar obtener inmunidad contra demandas por el daño físico a personas inocentes? ¿Qué le parece?

Problema 8

Amontonar la cubierta

Hoy la responsabilidad de la seguridad alimentaria se divide entre organismos de los Estados Unidos, principalmente la Administración de Alimentos y Drogas (FDA) y el Departamento de Agricultura (USDA). Los acontecimientos recientes han demostrado que estos organismos puede que no salgan al campo para inspeccionar a los procesadores, a los que supuestamente regulan. Además, creen en la palabra de las empresas alimentarias, incluso cuando los procesadores de alimentos compran productos químicos de proveedores extranjeros desconocidos.

La seguridad alimentaria ha sido siempre la pobre hijastra de la FDA. Muchos aditivos han sido considerados seguros simplemente porque han estado en uso durante muchos años. La industria de procesamiento de alimentos es feliz creando las regulaciones para decirles qué hacer. Cuando la FDA necesita asesoría experta sobre un aditivo de alimentos, ¿a quién recurren? a personas con numerosos vínculos financieros en la industria alimentaria, científicos que proporcionan consulta a los procesadores de alimentos y universidades con contratos de estas mismas empresas de alimentos.

14

Planes de comida y recetas

Este capítulo ofrece planes de comida prácticos y recetas para iniciar su dieta. Como se acostumbra al plan de 60-40-10 de esta dieta, se encontrará variando lo que come y será cada vez más creativo. Sin embargo, muchas personas me pidieron un plan práctico para empezar, esto es lo que se presenta a continuación. Cuando revise los planes de comida, recuerde que su uso es opcional. Si hay alimentos que usted no puede o no quiere comer en un día en particular, siga leyendo. Sustituir el menú por otro día u otra comida.

La primera sección incluye planes de comida para una semana completa. Algunos de los productos alimenticios son recetas especiales al principio de la sección de recetas que se mencionan a continuación. Estos planes de comidas son un punto de partida y sólo aproximan al plan de 60-40-10. Cuando selecciona elementos del menú, necesitará utilizar su registro diario para comprobar sus totales. Cada receta tiene un formato de los totales nutricionales aproximados. Las conversiones entre valores métricos y los valores utilizados en Estados Unidos son aproximados. *(Para los que viven en los Estados Unidos, los valores equivalentes se muestran entre paréntesis).* Los totales de análisis de energía no incluyen fibra no digerible.

Si tiene el tiempo, debe volver a revisar todas las recetas que utiliza, ya que pueden variar los valores de energía con diferentes marcas de ingredientes internacionales, y notará cómo las diferencias en los reglamentos del etiquetado pueden variar. Debido a esas diferencias y variaciones en los métodos de cocina, todos los valores nutricionales deben tratarse como estimaciones ya que los valores exactos pueden variar. Desconfíe especialmente de recetas bajas en carbohidratos encontrados en Internet. Aunque hay muchas recetas útiles, muchas contienen graves errores. Algunas recetas supuestamente bajas en carbohidratos en Internet podrían interrumpir el progreso de su pérdida de peso.

Después de la sección de recetas, existe un formulario de planificación que puede utilizar para analizar otras recetas que encuentre o puede también crear sus propias recetas. Si usted desarrolla recetas que disfruta, compártalas con otros. Lo invito a publicarlas en *www.HippocraticDiet.com* para uso compartido o para su inclusión en futuras ediciones de esta serie.

Muchas recetas adicionales y discusión acerca de los alimentos están disponibles en nuestro libro de recetas de cocina **Cocinando para la nueva Dieta Hipocrática**, ISBN 978-0-9820111-7-1 (*Cooking for the New Hippocrtic Diet*® en inglés). Algunas de estas recetas son las que hemos desarrollado, mientras que otras han sido elaboradas y presentadas por los usuarios de esta dieta. Algunas de estas recetas presentadas se basaron en las antiguas recetas, las cuales se adaptaron a las necesidades de esta dieta. Estoy agradecido con todos aquellos que han presentado y compartido sus recetas

Lunes

Desayuno

- Café con crema real y edulcorante sin calorías
- Una tortilla de huevo esponjoso (ver receta)
- Una o dos rodajas de tocino (sin azúcar)

Almuerzo

- Ensalada de lechuga pequeña con dos tomates pequeños (tomates cherry)
- Queso rallado
- Aderezo de aceite de oliva
- Agua o refresco dietético

Cena

- Filete de ternera de 75-100 mm (3-4 oz)
- Brócoli con queso fundido
- Agua o refresco dietético

Snack/bocadillo opcional

- 15 gm (1/2 onz) onzas de Anacardos o semillas de marañón

Martes

Desayuno

- Café con edulcorante sin azúcar y crema real
- Un huevo frito
- Una tortita de salchicha de cerdo libre de MSG

Almuerzo

- Ensalada de lechuga pequeña con dos tomates pequeños (tomates cherry)
- Rodajas de pollo cocido (unos 30 gm o 1 oz)
- Aderezo de queso Bleu- queso azul (ver receta)
- Agua o refresco dietético

Cena

- porción de 75-100 mm (3-4 oz) de salmón
- Ensalada de lechuga pequeña con dos tomates cherry pequeños, queso rallado y aderezo de aceite de oliva
- Agua o refresco dietético

Snack/bocadillo opcional

- Cubos o cuadros de queso de 30 gm (1 oz)

Miércoles

Desayuno

- Chocolate caliente casero (ver receta)
- Un huevo revuelto
- Una salchicha de cerdo libre de MSG

Almuerzo

- Ensalada de atún libre de MSG sobre un lecho de lechuga
- Agua o refresco dietético

Cena

- 75-100 mm (3-4 oz) chuleta de cerdo con salsa de barbacoa casera opcional (ver receta)
- Ensalada de lechuga pequeña con dos tomates cherry pequeños, queso rallado y aderezo de queso bleu- queso azul (ver receta)
- Agua o refresco dietético

Snack/bocadillo opcional

- 15 gm (1/2 oz) de maní/cacahuates

Jueves

Desayuno

- Café con crema real y edulcorante sin calorías
- Un huevo revuelto mezclado con 30 gms (1 oz) de salmón ahumado o cocido

Almuerzo

- Pequeña porción de hojas verdes mezclados con arenque ahumado seco
- Aderezo de aceite de oliva
- Agua o refresco dietético

Cena

- Suculento pollo guisado (ver receta)
- Ensalada de lechuga pequeña con dos tomates cherry pequeños, queso rallado y aderezo de aceite de oliva
- Agua o refresco dietético

Snack/bocadillo opcional

- 30 gm (1 oz) de aceitunas

Viernes

Desayuno

- Café con crema real edulcorante sin calorías
- Una tortilla de huevo esponjoso (ver receta)
- Uno o dos rodajas de tocino sin azúcar

Almuerzo

- Ensalada de lechuga pequeña con dos tomates cherry pequeños
- Pollo cocido en rodajas (alrededor de una onza)
- Aderezo de queso bleu-queso azul (ver receta)
- Agua o refresco dietético

Cena

- Pollo de 75-100 gm (3-4 oz) cubierto con salsa de mole casero sin azúcar (ver receta)
- Ensalada pequeña de lechuga con aderezo de aceite de oliva
- Agua o refresco dietético

Snack/bocadillo opcional

- Jell-O ™ sin azúcar cubierta con crema/nata batida casera (ver receta)

Sábado

Desayuno

- Café con crema real y edulcorante sin calorías
- Un huevo revuelto
- Una o dos rodajas de tocino (sin azúcar)

Almuerzo

- Ensalada de lechuga pequeña con dos tomates cherry pequeños
- Pollo cocido en rodajas (alrededor de una onza)
- Aderezo de queso Bleu- queso azul (ver receta)
- Agua o refresco dietético

Cena

- Porción del pecho de cordero de alrededor de 75-100 gm (3-4 oz)
- Espárragos ligeramente al vapor con salsa cremosa de curry *(ver receta)*
- Agua o refresco dietético

Snack/bocadillo opcional

- Crema soda real (ver receta)

Domingo

Desayuno

- Café con crema real y edulcorante sin calorías
- Una tortilla de huevo esponjoso (ver receta)
- Una salchicha de cerdo libre de MSG

Almuerzo

- Ensalada de lechuga pequeña con aceite de sésamo
- Suculento pollo guisado (ver receta)
- Agua o refresco dietético

Cena

- Porción de tres o cuatro onzas de salmón
- Ensalada de lechuga pequeña con dos tomates cherry pequeños, queso rallado y aderezo de queso feta (ver receta)
- Agua o refresco dietético

Snack/bocadillo opcional

- 30 gm (1 oz) de aceitunas

Tortilla de huevo esponjoso
1 porción

Nutricionalmente, esto es lo mismo que una tortilla hecha de la manera normal, pero una vez que la pruebe, apreciará su sabor, textura y tamaño. Utilizando un único huevo, proporciona sobre la misma porción de tamaño como una tortilla de dos huevos de tamaño regular. Si no sabe separar huevos, compre un separador de huevo en una tienda de suministros de cocina.

Ingredientes	*Cantidad*
Huevo grande	1
Crema Pesada	5 ml (1 cucharadita)
Aceite de oliva extra virgen (o mantequilla)	5 ml (1 cucharadita)
Sal, pimienta o especias	al gusto

Instrucciones: Separar la yema del huevo. Usando una batidora eléctrica o un batidor de mano, batir el huevo hasta que aumente su volumen y esté muy espumoso. En un sartén, calentar el aceite de oliva (o mantequilla). Mezcle ligeramente la yema de huevo y especias en la clara espumosa. Verter la mezcla en la sartén caliente. Cocer hasta que esté hecho, voltear para asegurarse que la parte superior está cocida.

Si se cocina para varias personas, asegúrese de utilizar un sartén grande. Esta receta produce una tortilla gruesa y esponjosa. El aire en que entró aislará la parte superior de la tortilla del calor a menos que utilice un sartén grande para permitir que la mezcla se difunda.

Energía	127	kilocalorías
Grasa	11	gramos
Proteína	6	gramos
Carbohidratos	1	gramo

Aderezo grueso de queso Bleu (azul) o Feta
14 porciones

Utilice un tamaño de ración de 30 ml (dos cucharadas) como un aderezo de ensalada, una salsa para las verduras, pescado y carne, o como un dip. Si sus comidas están fuera de equilibrio, utilizando esto como sabor es una manera deliciosa para agregar grasa

Ingredientes	*Cantidad*
Queso desmenuzado bleu (azul) o feta	60 ml (¼ taza)
Mayonesa de verdad	20 ml (½ taza)
Crema agria	240 ml (1 taza)
Salsa picante (opcional)	unas pocas gotas, al gusto

Instrucciones: Mezcle los ingredientes. Refrigerar lo que no utiliza.

Sugerencia: La pequeña cantidad de carbohidratos se basa en usar queso que ya lo venden en cubos. Si utiliza bloques de queso y lo desmenuza usted mismo, podrá disminuir esta cantidad. Quesos desmenuzados o rallados en el paquete están recubiertos de almidón, para evitar que se queden pegados

Energía	100	**kilocalorías**
Grasa	11	**gramos**
Proteína	1	**gramo**
Carbohidratos	1	**gramo**

Pan de linaza

24 porciones

Congele las porciones que no se utilizarán en 2 días.

Ingredientes	Cantidad
Harina de linaza	500 ml (2 tazas)
Polvo de hornear	5 ml (1 cucharadita)
Líquidos edulcorante sin azúcar	4 ml (¾ cucharadita)
Agua	120 ml (½ taza)
Aceite de oliva	160 ml (1/3 taza)

Instrucciones: Precalentar el horno a 180 grados centígrados 350 grados Fahrenheit. Preparar un molde de 25 por 25 cm (10 x 10) o de tamaño similar con papel de pergamino aceitado para que no se pegue. Mezclar bien los ingredientes secos. Batir los huevos, mezclar los ingredientes húmedos y luego añadir de húmedo a seco y mezclar bien. Bata todos los ingredientes durante tres (3) minutos para espesar, luego verter en el molde y difundirlo uniformemente. Hornear durante unos 20 minutos, hasta que rebote cuando toque la parte superior y se encuentre visiblemente de color marrón. Cortar en 24 partes iguales. Puede dividir estas y utilizarlas para sándwiches.

La linaza dorada es más sabrosa que la linaza oscura almacénela herméticamente en el frigorífico para prevenir que se ponga rancia.

Sugerencia: Añadir miel de imitación sin azúcar a la receta o difundir en la parte superior para agregar un delicioso sabor. Visite:

http://www.honeytreehoney.com/Specialty-Sugarfree.html
para obtener más información acerca de este producto.

Energía	113	**kilocalorías**
Grasa	10	**gramos**
Proteína	5	**gramo**
Carbohidratos	0	**gramos**

Barbacoa y salsa de carne

1 porción

Se trata de una excelente salsa para cocinar carne y como base para otras salsas. Está casi libre de energía y se puede hacer por adelantado y luego almacenarla. El ingrediente clave es la salsa de chipotle, obtenida de una salsa de chiles ahumados. En los Estados Unidos, se pueden encontrar en la sección de comida Latina de muchas tiendas.

Ingredientes	Cantidad
Salsa de chipotle	todas las cantidades al gusto
Canela molida	todas las cantidades al gusto
Edulcorante líquido sin calorías	todas las cantidades al gusto
Zumo de limón fresco o embotellado (a)	todas las cantidades al gusto

Instrucciones: Mezclar los ingredientes juntos hasta que estén completamente mezclados. Las cantidades pueden ser variadas a su gusto. Rociar la carne o el pollo antes de cocinar.

Energía	**0 kilocalorías**
Grasa	**0 gramos**
Proteína	**0 gramo**
Carbohidratos	**0 gramos**

Mole de pollo

1 porción

El mole es un platillo mexicano que tiene muchas variaciones regionales. Contiene chocolate, frutos de la tierra, salsa picante, otras especias y edulcorante. Esta receta no es autentica, pero es sabrosa. Puede variarla como lo desee. Funciona bien con otros platos además de pollo.

Ingredientes	Cantidad
Pechuga de pollo o muslo	½ porción, alrededor de 100 mm (4 oz.)
Mantequilla de maní natural (sin azúcar)	5 ml a gusto (1 cucharadita)
Salsa picante	3 ml al gusto (½ cucharadita)
Aceite de oliva	30 ml (2 cucharadas)
100% Cacao en polvo	5 ml a gusto (1 cucharadita)
Canela	3 ml al gusto (½ cucharadita)
Pimienta roja	3 ml al gusto (½ cucharadita)
Edulcorante líquido sin calorías	5 ml a gusto (1 cucharadita)

Instrucciones: Cocine el pollo al saltearlo en aceite en un sartén. Bajarle el fuego a fuego lento y mezclar con los otros ingredientes. Mezclar para que la mantequilla de maní se suavice. Añadir un poco de agua o caldo de pollo libre de MSG para que se disuelva, si es necesario. Cubrir y cocer durante unos minutos permitir que se mezclen los sabores. Añadir otros ingredientes, como setas/hongos en rodajas, si lo desea. También puede usar esto para freír carne o pollo, al mezclarle sobras de vegetales.

Energía	**178**	**kilocalorías**
Grasa	**18**	**gramos**
Proteína	**27**	**gramos**
Carbohidratos	**2**	**gramos**

"Puré de patatas/papas" de Coliflor

4 porciones

Si le gusta el puré de patatas/papas, le encantará este plato rico y cremoso. *Puede que desee experimentar, puede reducir los ingredientes para lograr la consistencia ideal. Esto es muy sabroso, así que no se exceda en el tamaño de las porciones.*

Ingredientes	*Cantidad*
Coliflor fresca o congelada	225 gm (8 oz, ½ bolsa)
Crema	60 ml (¼ tasa)
Mantequilla	45 ml (3 cucharadas)
Queso crema	100 gm (4 oz, ½ paquete)

Instrucciones: Cocine la coliflor al vapor, hervidas o en el microondas hasta que esté bien cocida y suave. Escurrir bien en un colador y escurrir el agua restante hasta que esté seco. Ablandar la mantequilla a temperatura ambiente o en el microondas. Poner en el procesador de alimentos e ir agregando los otros ingredientes. Agregar la crema de último para controlar la consistencia. Procesarlo hasta que esté cremoso y suave. Servir caliente, recaliéntelo si es necesario.

Opcional: Póngale en la parte superior queso rallado, pero recuerde añadir esto a los totales.

Energía	**226**	**kilocalorías**
Grasa	**22**	**gramos**
Proteína	**4**	**gramos**
Carbohidratos	**3**	**gramos**

Crema batida real

1 porción

Una manera deliciosa para agregar grasa para equilibrar su comida.
Funciona bien durante el inicio de esta dieta.

Ingredientes	Cantidad
Crema/nata batida pesada	30 ml (2 cucharadas)
Edulcorante artificial líquido	Al gusto

Instrucciones: utilizar un recipiente de vidrio refrigerado y batir la crema hasta que se ponga más dura con una batidora eléctrica, agregar el edulcorante líquido conforme se estabilice la mezcla.

Puede que desee servir esto sobre postres de gelatina sin azúcar *(Jell-O ®)*. Si es así, no utilice la variedad preparada. Utilizar una marca y sabor con la menor energía en la etiqueta, normalmente se prefieren 5 kilocalorías por porción. Preparar este de antemano siguiendo las instrucciones del paquete

	Sólo	con Jell-O ®
Energía	90	95 kilocalorías
Grasa	10	10 gramos
Proteína	1	1 gramo
Carbohidratos	0	0 gramos

Salsa cremosa de Curry

1 porción

Una sola cucharada de esta salsa simple es una excelente manera de equilibrar la proporción de grasa en las comidas, mientras agrega sabor. Va bien cuando se utiliza como saborizante en muchos alimentos. Probarlo en espárragos ligeramente al vapor.

Ingredientes	*Cantidad*
Mayonesa de verdad	15 ml (1 cucharada)
Polvo de curry	aproximadamente 3 ml, al gusto (½ cucharadita)

Instrucciones: Homogeneizar el curry en polvo y la mayonesa. Dejar reposar unos minutos antes de usar. Si se mezclan cantidades mayores, asegúrese de guardarlo en la nevera

Energía	**108 kilocalorías**
Grasa	**12 gramos**
Proteína	**0 gramos**
Carbohidratos	**0 gramos**

Crema Soda Real

1 porción

Si desea aumentar la proporción de grasa en una comida especial o quiere algo delicioso, pruebe esta Crema soda real. Esta bebida deliciosa puede recordarle a una bebida con helado/mantecado.

Ingredientes	*Cantidad*
Crema	15 ml (1 cucharada)
Refresco de dieta como crema, cerveza de raíz (root beer), cola o naranja	suficiente para llenar el vaso en un sabor

Instrucciones: Colocar hielo en el vaso primero y, a continuación, agregar la crema. Luego, verter lentamente el refresco. Agitar brevemente, si es necesario, si se forma espuma. Beberla y disfrutar.

Sugerencia: En lugar de utilizar un refresco de dieta con sabor, pruebe con una pequeña cantidad de jarabe de sabor sin azúcar, llenando el vaso con agua sin sabor o club soda. A menudo se venden jarabes sin azúcar en cafés, donde se utilizan para cafés con sabores y refrescos italianos. Algunas tiendas de alimentos especializadas también los tienen, a menudo en la sección de café. Elegir sabores que le gustan, pero tenga cuidado de obtener la variedad sin azúcar.

Energía	54 kilocalorías
Grasa	6 gramos
Proteína	0 gramos
Carbohidratos	0 gramos

Cremoso postre de Chocolate

1 porción

Esta receta simple proporciona un equilibrio de proporciones de energía, mientras que le permite tener una delicia de chocolate. Puede ser una adición a una comida ligera.

Ingredientes	*Cantidad*
Crema agria real	30 ml (2 cucharadas)
Cacao en polvo 100% puro	5 ml (1 cucharadita)
Edulcorante líquido sin calorías	al gusto

Instrucciones: Mezcle los ingredientes hasta que el chocolate se distribuya uniformemente. Pruébelo y agite el edulcorante adicional, según sea necesario.

Energía	**54 kilocalorías**
Grasa	**6 gramos**
Proteína	**0 gramos**
Carbohidratos	**0 gramos**

Molde de Carne/Meat Loaf

6 porciones

Esta receta produce un jugoso y delicioso molde de carne (meat loaf). Las sobras pueden ser refrigeradas o congeladas para usarlas después.

Ingredientes	Cantidad
Carne molida de res (70/30)	500 gm Gm (1 libra)
Chicharrones de cerdo sin sabor	240 ml o 20 mm (1 taza o ¾ oz)
Huevo	1
Sal	al gusto
Salsa de tomate reducida de azúcar *(Reduced sugar ketchup)*	30 ml (2 cucharadas)
Mostaza	5 ml (1 cucharadita)
Imitación de azúcar morena *(Sugar Twin ™)*	15 ml, al gusto (1 cucharada)

Instrucciones: Desmenuzar los chicharrones de cerdo en migas y mezclarlas con la carne en el recipiente con el huevo y la sal. Después de mezclar bien, colocar en un recipiente para hornear. Combinar la mostaza, ketchup y sustituto de azúcar morena en la parte de arriba de la carne. Hornear unos 45 a 50 minutos en un horno de 180 grados centígrados (350 grados Fahrenheit) o hasta que la temperatura interna es de al menos 65 grados centígrados (150 grados Fahrenheit).

Si está utilizando un horno de microondas, permitir 10 a 14 minutos en la configuración alta antes de comprobar la temperatura. Si se sustituye puerco molido o salchicha libre de MSG por la mitad de la carne molida, calcular los valores de nutrición. *Puede cocinar esto dividido en un molde para hornear para panecillos para congelar las porciones adicionales fácilmente.*

Energía	**230 kilocalorías**
Grasa	**16 gramos**
Proteína	**18 gramos**
Carbohidratos	**1.5 gramos**

Aguacate/Palta a la parrilla

1 porción

Los aguacates/paltas son ricos en grasa monosaturada saludable. Gran parte de los carbohidratos que contienen son en forma de fibra. Puede que desee añadir una pequeña cantidad de salsa de tomate o salsa al aguacate/palta al servir, pero no olvide añadir la información nutricional de los ingredientes añadidos.

Ingredientes	Cantidad
Aguacate/palta	½ por porción
Aceite de oliva	5 ml (1 cucharadita)
Tajín ™ o sal y pimienta	al gusto

Tajín ™ es una especia en polvo mexicana, a menudo utilizado en frutas. Es libre de MSG y contiene chiles, limón deshidratado y sal.

Instrucciones: *Cortar el aguacate/palta por la mitad y quitar la semilla.* Rociar de aceite, jugo y especias en la cavidad. Colocar sobre la parrilla caliente la parte cortada para arriba. Calentar unos minutos y servir. También puede cocinar en una sartén o en la parrilla del horno.

Energía	177 **kilocalorías**
Grasa	7 **gramos**
Proteína	4 **gramos**
Carbohidratos	2 **gramos**

Salmón con especias Latinas

1 porción

El salmón es un alimento que muchos recomiendan comer una o dos veces por semana. Esta es una receta fácil que saca su sabor natural. Un ingrediente importante es el Tajín ® especia en polvo mexicana utilizada a menudo en frutas. Es libre de MSG y contiene chiles, limón deshidratado y sal. Si no lo encuentra, experimentar con ingredientes similares. Quedará sorprendido con el resultado.

Ingredientes	Cantidad
Filete de salmón de cantidad *(pequeña porción)*	100 gm (3 - 4 oz)
Aceite de Oliva o de sésamo	5 ml (1 cucharadita)
Tajín ™ o sal y pimienta	5 ml (1 cucharadita), al gusto

Instrucciones: Colocar el pescado en el plato de cocción. Con una brocha échele aceite al pescado. Rocíe especias sobre el aceite. Colocar en un horno precalentado a 375 grados Fahrenheit (o 325 grados Fahrenheit para un horno de convección) y cocinar de 15 a 20 minutos. Observe como el pescado se descama fácilmente con un tenedor cuando está listo.

Esto también puede ser cocinado en una sartén a fuego medio. Usar aceite extra en el sartén y darle la vuelta una vez esté a medias de cocinar.

Energía	**179**	**kilocalorías**
Grasa	**11**	**gramos**
Proteína	**20**	**gramos**
Carbohidratos	**0**	**gramos**

Tilapia incrustada con queso y limón

1 porción

La tilapia es un pez ligero que toma el sabor basado en cómo es cocinado. Ya que no contiene tanto aceite de pescado como un pez más oscuro, al freírlo ayudará a equilibrar la proporción de grasa a la proteína. Su sabor cambiará radicalmente, dependiendo de cómo está cocinado. Ya que los filetes de tilapia son muy finos, esto es una excelente opción para una comida que puede prepararse rápidamente.

Ingredientes	Cantidad
Filetes de tilapia	1 o 2, alrededor de 100 gm (3 - 4 oz)
Queso parmesano rallado	15 ml (1 cucharada)
Cáscara seca de limón	5 ml (1 cucharadita)
Pimienta blanca	3 ml, al gusto (½ cucharadita)
Sal	un poco, al gusto
Aceite de oliva o de sésamo (o mantequilla)	suficiente para cubrir el sartén

Instrucciones: Moler la cáscara de limón seca hasta que sea polvo (utilizando un molino de café limpio o un mortero y pilón) o sustituir por limón y pimienta libre de MSG. Mezclar el queso y los ingredientes secos en una bolsa. Enjuagar los filetes de tilapia y darles unas palmaditas en una toalla de papel, seguirán ligeramente húmedos. Cubra los filetes completamente al sacudirlos en la bolsa. Calentar el aceite a una temperatura media alta antes de agregar el pescado. Freír durante unos 3 a 4 minutos hasta que la corteza se vea de color marrón y crujiente por un lado. A continuación, darle la vuelta, hasta que este lado esté cocido. Servir inmediatamente.

Energía	**232**	**kilocalorías**
Grasa	**15**	**gramos**
Proteína	**23**	**gramos**
Carbohidratos	**0**	**gramos**

Mero con salsa de mostaza

1 porción

Este plato sabroso va muy bien con espárragos al vapor. El aderezo agrega sabor y equilibra la grasa con el contenido de proteína.

Ingredientes	Cantidad
Mero negro	porción de 100 gm (4 oz)
Aceite de oliva	15 - 30 ml (1 - 2 cucharadas)
Mayonesa de verdad	15 ml (1 cucharada)
Mostaza (en polvo o preparado)	al gusto

Instrucciones: Cocinar el mero en aceite en un sartén, o alternativamente, colóquelo al horno después de haber cubierto el pescado con aceite. Mezclar la mostaza con la mayonesa, póngalos en la parte superior antes de servir. Puede que desee variar esta receta sustituyendo la salsa curry cremoso por la cobertura de mostaza.

Energía	**345**	**kilocalorías**
Grasa	**25**	**gramos**
Proteína	**30**	**gramos**
Carbohidratos	**0**	**gramos**

Hoja de cálculo para las recetas

Receta para _____

Número de porciones _____

Ingredientes y Cantidad	F gm	P gm	C gm	kilocalorías
1				
2				
3				
4				
5				
6				
7				
8				
Totales por receta sumar las columnas				

Dividir la línea anterior por el número de porciones en esta receta.

Totales por porción	gramos	gramos	gramos	kilocalorías

Instrucciones de cocina y comentarios:

Hoja de cálculo para las recetas

Receta para _____

Número de porciones _____

Ingredientes y Cantidad	F gm	P gm	C gm	kilocalorías
1				
2				
3				
4				
5				
6				
7				
8				
Totales por receta sumar las columnas				

Dividir la línea anterior por el número de porciones en esta receta.

Totales por porción	gramos	gramos	gramos	kilocalorías

Instrucciones de cocina y comentarios:

15

Preguntas y respuestas

Este capítulo responderá a preguntas que han preguntado las personas. Vale la pena leerlas, ya que usted puede tener preguntas similares.

P. Esta dieta suena interesante, pero no deseo renunciar a productos horneados. Me encanta el pan y las galletas. ¿Por qué no puedo seguir esta dieta y aún comerlos?

R. Lo sentimos, pero esta dieta no le será de mucha ayuda si usted no puede renunciar a estos. La cantidad de carbohidratos permitida es muy baja, por una razón. Comer grandes cantidades de carbohidratos que se encuentran en el pan y las galletas, lo sacarán del estado de cetosis. Que hará que su cuerpo exija más azúcar y ansia por la comida dificultándole perder peso. Las personas que se preocupaban por su amor de productos horneados encontraron que no tenían las ansias por ellos mientras siguieron la dieta estrictamente y se mantuvieron en buena cetosis. Sin embargo, cuando pecan un poco, las ansias resultantes les hicieron querer mucho más. Intente mantenerse dentro de la limitación de carbohidratos y verá como sus antojos desaparecen.

P. Me preocupa que toda esta grasa sea mala para mí. Me gustaría probar esta dieta pero omitir el aderezo de ensalada y usar productos de bajo contenido de grasa. Voy a usar leche descremada en lugar de crema y utilizar otros productos lácteos bajos en grasa. ¿Está bien?

R. No, no lo está. El objetivo de esta dieta es encontrar la proporción correcta de a grasas, proteínas y carbohidratos para mantener su cuerpo en su mejor estado para quemar grasa. Si se omite el aceite de oliva en su ensalada, perderá el beneficio de la cantidad extra de grasa saludable. Además, si utiliza un aderezo de ensalada típico "descremado", es probable que esté lleno de azúcar y de MSG. Lo mismo aplica para los productos lácteos bajos en grasa. Tienen calorías de carbohidratos, en lugar de grasa.

Si es una persona que tiene una intolerancia a la grasa, es un caso especial. Releer las secciones donde hablé de enfermedades de la vesícula biliar. Hable con su médico si hay alguna posibilidad de enfermedades de la vesícula biliar y utilizar algunos de los productos especiales que están diseñados para que sean digestibles.

P. Si los carbohidratos y el MSG son tan malos, ¿por qué la gente de Asia no está gorda?

R. Ellos están engordando. Los gobiernos de China, Japón, India y Taiwán han reconocido ahora que la obesidad, la diabetes y las enfermedades causadas por la obesidad están ocasionando estragos en su gente. Esto es en contraste a nuestra imagen de los asiáticos desnutridos. El arroz es un alimento básico en la dieta asiática, cuando interviene la pobreza, las cantidades se mantienen pequeñas. Ahora que estas naciones están mejor económicamente, su gente come más. Un estudio reciente confirmó que la obesidad entre las mujeres chinas está directamente relacionada a la cantidad de arroz que comen. Otro estudio mostró que el porcentaje de adultos con diabetes ahora en China, se aproxima a la del resto del mundo.

P. Yo trato de seguir una dieta baja en sal. ¿Es esta dieta baja en sal?

R. En primer lugar, debo preguntarle si sigue una dieta baja de sal porque ¿su médico lo recomendó? Si es así, su restricción actual es al **sodio**, un componente de **cloruro de sodio** o sal de mesa común. Si está en una dieta restringida en sodio, puede ser debido a una enfermedad cardíaca, enfermedad renal o presión arterial alta. Fácilmente puede seguir esta dieta. En recetas que requieren el uso de sal, utilice el sustituto que se usaría normalmente, que contiene cloruro de potasio en lugar de cloruro de sodio. Dado que esta dieta evita el glutamato monosódico (MSG) y utiliza el tamaño de las porciones más pequeñas, contiene menos sodio que la mayoría de dietas.

Sin embargo, la mayoría de la gente no necesita seguir una dieta baja en sal. Si no se ha dado una restricción de sodio por su médico, podría dañarse a sí mismo mediante la restricción de la sal. Unas pocas décadas atrás, los funcionarios del gobierno comenzaron a decirle a toda la población que restringieran su ingesta de sal. Algunos médicos se unieron a esto, creyendo erróneamente que los burócratas tenían una base científica para sus recomendaciones.

La comunidad médica ha reconocido finalmente que no había ninguna razón sólida para la restricción de la sal en personas sanas. De hecho, puede haber algunos problemas graves causados por la restricción de sal innecesaria. Estos incluyen los siguientes:

- *Hipotiroidismo.* Alrededor de hace ochenta años, las autoridades sanitarias de los Estados Unidos se dieron cuenta que en muchas partes del país, las dietas típicas carecían de suficiente cantidad de yodo. El yodo es un nutriente necesario para que su tiroides funcione correctamente. La sal yodada fue introducida en todo el país como una medida necesaria de salud pública para reducir el número de personas que padecieran de hipotiroidismo. Cuando los burócratas del Gobierno comenzaron a empujar la restricción de la sal hace treinta años, se olvidaron sobre las ventajas del yodo. Hoy, las autoridades de salud del mundo están intentando aumentar la ingesta de yodo en la dieta al introducir o aumentar la sal yodada en la dieta diaria; sin embargo, en los Estados Unidos hemos causado involuntariamente algunos casos de hipotiroidismo, haciendo justo lo contrario. *El Hipotiroidismo provoca aumento de peso y depresión, entre otros problemas.*

- *El Síndrome de Fatiga Crónica.* El Síndrome de Fatiga Crónica se ha convertido en un problema médico reconocido en las últimas décadas. Aproximadamente un tercio de las personas que padecen síndrome de fatiga crónica pueden tener una cantidad total baja de sodio en el cuerpo. ¿Por qué sucede esto? la mayoría de nuestro sodio se almacena en nuestras células y un simple análisis de sangre no es suficiente para decirle si usted está bajo en sodio. En lugar de ello, pruebas especiales en una tabla de inclinación son necesarias. **Personas que padecen del Síndrome de Fatiga Crónica deben evitar una dieta restringida en sodio.**

* *Intolerancia al Calor.* Antes que el aire condicionado fuera común, era un estándar médico recetarles mayores cantidades de sal a las personas que trabajaban en entornos calurosos. Dispensadores de tabletas de sal se encontraban junto a las fuentes de agua en los departamentos atléticos, bases militares y fábricas muy calurosas. Hoy, cuando los atletas enfrentan este problema, reciben bebidas deportivas, brebajes caros diseñados para remplazar la sal. **La mayoría de estas bebidas deportivas están cargadas de azúcar.**

P. Me han dicho que debo tomar un suplemento de calcio. ¿Es esto correcto?

R. Sí, está bien tomar suplementos de vitaminas y minerales además de las tabletas multivitamínicas.

El calcio extra es importante, especialmente si usted puede tener riesgo para la osteoporosis. Hay muchos suplementos de calcio en el mercado. Existen diferencias en el costo y la diferencia en la absorción. Normalmente yo recomiendo un suplemento que equilibra el calcio, magnesio y zinc en una sola tableta. Estos tres minerales importantes pueden encontrarse juntos en los suplementos disponibles sin receta. Algunos también incluyen la vitamina D, que es necesaria para

212 La Nueva Dieta Hipocrática

que su cuerpo utilice adecuadamente el calcio. El magnesio adicional también es útil para las personas que sufren calambres en las piernas por la noche cuando están a dieta. La vitamina D puede ser muy importante cuando las personas evitan el sol, prefiriendo permanecer adentro para disfrutar de la comodidad del aire acondicionado. Muchos trastornos inmunológicos ahora están siendo vinculados a niveles bajos de vitamina D. Nuestros cuerpos hacen su propia vitamina D, si reciben suficiente luz solar, pero no todo el mundo lo hace. Otro suplemento útil, para algunas personas, puede ser el folato o ácido fólico. Puede ayudarle a prevenir la pérdida del cabello cuando está a dieta. Está presente en una cantidad pequeña en las píldoras multivitamínicas, pero una cantidad más grande se encuentra en las píldoras de vitaminas prenatales o como un suplemento independiente.

P. ¿Qué es una kilocaloría?

R. Una kilocaloría es una medida de energía calorífica. Una kilocaloría es la cantidad de calor necesario para elevar 1 kg de agua a un grado centígrado. Hay realmente diferentes tipos de calorías. Los utilizados en la alimentación son las kilocalorías, pero en los Estados Unidos, la información de nutrición frecuentemente utiliza el término calorías cuando se refiere en realidad a una kilocaloría. A veces, esta energía se mide en *Joules.*

Lo que se debe medir en dietas es la cantidad de energía que puede utilizar su cuerpo de un elemento en particular de los alimentos, pero la mayoría del tiempo se muestra la energía liberada cuando ese elemento fue quemado, o sea que puede ser considerablemente más que la energía que nuestro organismo puede extraer.

P. Todo en su dieta es puro y natural a excepción del edulcorante artificial. Prefiero no usar nada artificial. ¿Esto me puede ayudar?

R. Mi razonamiento tras el edulcorante artificial es que es mejor que la alternativa. El azúcar, si se extrae de la caña, remolacha o maíz, hace más daño que cualquier otra sustancia en nuestros alimentos. Si ha pasado toda su vida adquiriendo un gusto por él, puede ser difícil renunciar a esto. Por lo tanto, los edulcorantes artificiales son generalmente mejores que el uso de azúcar. Sin embargo, han planteado cuestiones acerca del aspartamo en particular. La mejor opción es no utilizar edulcorantes y reaprender a apreciar el sabor natural, sin la adición del azúcar. Eso es algo que debe buscar lograr en sus hijos pero puede ser más difícil para usted. Le sugiero que considere el endulzante natural llamado Stevia. Se trata de una planta, que puede crecer incluso en su propio jardín. Es ampliamente utilizada en todo el mundo. Los edulcorantes permitidos varían de una nación a otra, aunque pueden usar el mismo nombre de marca. Los edulcorantes líquidos son siempre los mejores. Los edulcorantes en polvo utilizan una sustancia de un agente flujo, para hacerlos que se viertan como el azúcar. A menudo esa sustancia es azúcar propia o un almidón.

P. Soy vegetariano. Muchas de sus recetas contienen alimentos que no puedo comer. ¿Hay una manera para mí de usar esta dieta?

R. Sí, limitaciones dietéticas, por razones médicas, religiosas, éticas o simplemente preferencial pueden acomodarse. El principio importante a recordar es el de intentar utilizar el plan de 60-40-10. Ya que hay diferentes tipos de vegetarianismo, no hay una única respuesta. Algunas personas, que se llaman a sí mismos vegetarianos pueden evitar sólo ciertos tipos de carne, mientras que otros pueden evitar todas las formas de carne y pescado, y aún otros evitan lácteos y huevos también. Mientras más restricciones tengan, más creativo debe ser para obtener los nutrientes necesarios. No olvide tomar sus suplementos de vitaminas y fibra. Si evita todas las carnes pero come huevos o queso, estas son buenas fuentes de proteína. Si también evita los lácteos, puede que necesite utilizar tofu como fuente de proteína. Tener cuidado y evitar los carbohidratos, que suelen estar presentes en grandes cantidades en las dietas vegetarianas. Obtenga su grasa de aceites vegetales saludables, especialmente de oliva, sésamo y linaza deberían de ser fáciles. Recetas adicionales vegetarianas las encontrará en el recetario que esperamos tener disponible pronto.

Evite los sustitutos de la carne de imitación basada en vegetales, que suelen ser productos de soja altamente procesados, cargados con sabores artificiales y estimulantes del apetito.

P. Soy diabético. ¿Hay alguna manera que puedo usar esta dieta?

R. Sí, pero debería coordinar estrechamente con su médico de cabecera o un médico que comprende esta dieta. Más información está disponible en **Diabetes Recovery; Reversing Diabetes with the New Hippocratic Diet** ®, ISBN 978-0-9820111-0-2, el cual está disponible en este momento en inglés únicamente.

Los diabéticos tipo 2 responden bien a la dieta de control de azúcar en la sangre. Lamentablemente, desde la invención de las píldoras para la diabetes tipo 2, menos atención se le ha dado a la modificación de la dieta. Cuando se trata de un diabético tipo 2, yo sólo los acepto como pacientes si entienden claramente las alteraciones en el metabolismo que ocurrirán. Esto significa un control estricto de sus niveles de azúcar en la sangre, tan a menudo como cuatro veces al día. También significa no tomar medicamentos cuando sus niveles de azúcar en la sangre son normales. Seguir tomando medicina para reducir el azúcar en una dieta puede conducir fácilmente a peligrosa baja de azúcar en la sangre. Las personas que no se comprometen a esta dieta y se alejan de ella podrían crear graves problemas para sí mismos. Por eso evaluó cuidadosamente a las personas diabéticas. *Asegúrese que su médico sabe y entiende lo que planea hacer.*

P. ¿Hay una manera de centrarse en mi vientre grande?

R. La grasa del vientre es un caso especial. Cuando usted está a dieta, no tiene un control preciso sobre las áreas en que se perderá peso y cuales no. El ejercicio es una manera de ayudar a tonificar su cuerpo y ayudarlo a ponerse en forma. Sin embargo, cuando se trata de grasa del vientre, cosas especiales suceden. En primer lugar, en esta epidemia de la obesidad, el tamaño de la cintura se expande más rápido que cualquier otra parte de su cuerpo y la cintura se está convirtiendo en una medida importante para determinar la enfermedad. Diferentes partes del cuerpo contienen distintos tipos de grasa y algunos de ellos tienen influencias hormonales sobre nuestra salud. A su vez, ellos mismos pueden ser influenciados por nuestros niveles de hormonas. *Un vientre grande es una advertencia de futuros problemas médicos.*

Investigaciones recientes indican que un suplemento sin receta llamado DHEA *puede* ayudar a reducir la grasa del vientre. En algunas naciones, está disponible en las farmacias y tiendas de salud, pero tenga cuidado. Es un producto químico que el cuerpo utiliza para ayudar a crear la testosterona, la hormona sexual masculina. Hombres y mujeres tienen las hormonas sexuales masculinas y femeninas, pero en diferentes cantidades. Tomando DHEA puede tener beneficios de salud para algunos, pero hay otros que pueden empujar su equilibrio en la dirección equivocada. Hay gente que nunca debe tomar este suplemento. Algunas mujeres que tienen sobrepeso pueden sufrir de excesivo vello facial, así como períodos irregulares y dolorosos debido a un desequilibrio en las hormonas sexuales asociados con una condición llamada enfermedad de ovario poliquístico. Definitivamente no son candidatas para tomar este suplemento. *Se desconoce si este suplemento realmente mejorará la salud de alguien.* *Cualquier persona que considera tomar DHEA debe primeramente consultarlo con su médico.*

P. ¿Por qué usted siempre sugiere que debo hablar con mi médico?

R. Yo estoy mostrando mi perjuicio como médico. Sé que muchos de ustedes harán la dieta por su cuenta y lo harán bien, pero algunas personas no pueden. Reconozco que la dieta es un acto muy personal. Su temor a ser avergonzados por el fracaso puede hacerle que no desee anunciar que está a dieta, especialmente si su médico no le ha apoyado en el pasado.

Sin embargo, la mejor persona para darle consejos médicos es su propio médico, no cualquier persona que le vende productos de nutrición o dieta. En diferentes libros o en internet, sólo puede obtener un asesoramiento general. Sus circunstancias singulares pueden requerir asesoramiento más específico. Por eso recomiendo que todas las personas trabajen con su médico para establecer sus objetivos individuales.

No se avergüence. Su médico ha visto a muchos pacientes que fallan en la dieta, así que planifique en tener éxito y su experiencia ayudará a otras personas. Mi experiencia ha sido que los médicos pierden la esperanza cuando ven que sus pacientes dejan de perder peso. Su éxito puede ser revelador para su médico.

Un número significativo de mis pacientes son profesionales de la salud, médicos, enfermeras y dentistas, así como miembros de sus familias. Debido a la mala información que tenían para perder peso, habían padecido la misma frustración que usted. Si es necesario, proporcione a su médico una copia de este libro antes de su cita. *Juntos, pueden decidir si esta dieta es adecuada para usted, establecer su meta de pérdida de peso y supervisar su progreso.*

P. Estoy preocupado por el colesterol. ¿Puede esta dieta alterar mis esfuerzos para controlar mi colesterol?

R. Sorprendentemente, con esta dieta es mucho más probable que mejore su panorama de colesterol. El público ha sido confundido por la publicidad de la industria farmacéutica. El colesterol es un importante factor de riesgo, pero muchos medicamentos para el colesterol reducen los colesteroles buenos y malos juntos. Esto condujo a un enfoque sobre el colesterol total, no porque era el más importante indicador, pero porque era lo único que estos medicamentos podrían mejorar aparentemente.

Lo importante, debería ser el énfasis en la reducción de colesterol LDL "malo" y aumentar el colesterol HDL "bueno". Si usted toma un medicamento para reducir el colesterol, continúe la supervisión por su médico. Si tiene cualquier debilidad o dolor en los músculos debido a los medicamentos, comuníquese con su médico inmediatamente. Este efecto secundario común puede provocar daños permanentes. Yo reviso los niveles de colesterol antes que la gente comience en esta dieta y luego cuando la han hecho durante varios meses. Lo más importante: mire y observe la proporción de LDL con el HDL. Esta medida sola es uno de los mejores predictores de riesgo.

P. ¿Hay algo más con lo que puede asesorarme sobre el colesterol?

    R. Coma pescado, especialmente peces atrapados en el océano, de carne especialmente oscura altos en ácidos grasos omega-3, le ayudará a mejorar su colesterol. Si no puede comer pescado, puede que desee tomar cápsulas de aceite de pescado. Los ácidos grasos de Omega-3 también pueden encontrarse en altos niveles en aceite de linaza y verdolaga.

    La vitamina Niacina es otra manera poderosa de mejorar su colesterol. Muchos médicos asesoran a sus pacientes a tomar esta vitamina; sin embargo, debe tomarla de la forma correcta. Tomándola correctamente, muchos expertos creen que la Niacina es mejor que las drogas para reducir el colesterol. Puede reducir el colesterol LDL y aumentar el colesterol HDL al mismo tiempo. Hable con su médico sobre esta opción.

    Cuando las personas que no han sido asesoradas de cómo tomar la Niacina, experimentan una picazón o sensación de ardor, y su piel puede ponerse de color rojo brillante. Aunque esto es inofensivo y sólo dura unos minutos, asusta a mucha gente que promete nunca volver a tomar esto. La forma de evitarlo es tomar la Niacina correctamente.

    En primer lugar, comprar el tipo correcto de Niacina. También puede decir ácido nicotínico (el nombre químico de la Niacina) en la etiqueta. **No** debería decir niacinamida, debido a que es una forma alternativa química de la niacina que no mejorará su colesterol. **No** debería decir liberación lenta o que no se libera. La niacina de liberación lenta puede ser extremadamente irritante para su hígado.

La Niacina normalmente viene en cantidades de 250 mg y 500 mg. Empiece por tomar una dosis muy pequeña, como una cuarta parte de una tableta cada mañana. A esa cantidad, comience a aumentar la dosis poco a poco hasta que usted se encuentre tomando unos 1.500 mg o más cada día. También ayuda tomar una tableta de aspirina pequeña 81 mg poco antes de tomar la Niacina. Esto minimizará la reacción de ponerse rojo por lo que probablemente no le va molestar en absoluto y le dará una ayuda efectiva para controlar el colesterol por unos centavos al día, sin muchos de los peligros de algunas de las drogas para reducir el colesterol. *Una vez más, consulte con su médico.*

P. Empecé muy bien y perdí 30 libras en los primeros dos meses. Una vez me acostumbré a la dieta, se convirtió en segunda naturaleza para mí. Me encanta el sabor de la comida real. El único problema es que parece que he dejado de perder peso. Algunas semanas podría perder la mitad de una libra y otras semanas no pierdo nada. ¿Qué podría estar pasando?

R. Puede que esté demasiado cómodo. ¿Sigue guardando su agenda diaria? La información de su diario le ayudará a encontrar la respuesta a esta pregunta. Hay dos cuestiones probablemente aquí.

En primer lugar, porque ha bajado 30 libras, toma menos energía hacer sus actividades diarias. Esto significa que su pérdida de peso disminuirá a menos que también está aumentando su nivel de actividad. Puede que necesite ajustar su ingesta diaria de alimentos, o sea comer menos cantidad de ellos y para compensarse aumente sus ejercicios y su actividad física. *Su cuerpo quema menos energía después de haber perdido peso. Esto no es un problema, es natural y debe planearlo para adaptarse a ello.* La segunda cuestión es muy común. La mayoría de la gente comienza su diario todos los días. Después de estar cómodos con la dieta, muchas personas paran. Dejan de medir, ya que están acostumbrados a hacer lo mismo una y otra vez. El diario de todos los días narra la historia, pero si no se ha completado, es imposible averiguar qué es lo que está sucediendo. Volver al diario tan meticulosamente como cuando usted lo comenzó. Mirar los números. ¿Puede ver donde se fueron hacia arriba? Suele ser un elemento pequeño y que usted está tan cómodo usándolo, que dejó de medirlo. Gradualmente esto lo arrastra hacia arriba y lo saca fuera de balance. Puede ser que la crema en su café hace que sepa tan sabroso que repite ocho veces al día. Podría ser que una media onza de nueces ha crecido gradualmente a cuatro onzas. Si usted ha medido y tomado nota fielmente, puede revisar su agenda y el problema puede saltar para que lo vea. Si ha sido perezoso, el volver a mantener su registro le ayudará enormemente y así debería poder detectar el problema en pocos días. *Haciendo el mayor esfuerzo para seguir usando su diario le ahorrará muchos problemas.*

P. Comer fuera ha cambiado para mí. Varias veces fui a restaurantes que solía frecuentar pero me sentía enferma después de comer. ¿Qué pasa?

R. Parecen haber tres problemas diferentes que las personas asocian repetidamente al comer fuera. Puede que hayan experimentado cualquiera o todos estos. En primer lugar, el tamaño de las porciones. Porciones que solían ser perfectamente aceptables para usted, ahora deben parecerle gigantescas. Después que ha hecho la dieta, su cuerpo empezará a volver a la normalidad y no aceptará esas porciones gigantes. Su memoria de lo que comía en el pasado puede engañarlo, incluso cuando su cuerpo está enviando señales que pare. Utilizar la sugerencia dada anteriormente al pedir un recipiente de comida para llevar antes de empezar a comer. **Cuando obtenga esa enorme porción, colóquela en un recipiente antes de empezar a comer.**

En segundo lugar, está la cuestión del azúcar. Muchas personas dicen que si comen un postre cargado de azúcar, su pensamiento se vuelve difuso, obtienen un dolor de cabeza, y se sienten de goma/resaca al día siguiente. Sus cerebros han estado utilizando para trabajar la energía de la grasa y el repentino cambio al nivel alto de azúcar del postre grande saca del estado de cetosis produciendo cambios químicos poderosos en su cerebro. Si se hace de repente, se puede sentir muy mal. Recuerde, **sólo en nuestro mundo moderno la gente come una concentración tan grande de azúcar de forma rutinaria.**

En tercer lugar, existe el factor del MSG. Algunos restaurantes saturan sus alimentos en MSG. El clásico "síndrome del restaurante chino" fue descrito hace unos cuarenta años. Debido a que usted ha sido inundado con MSG en todas partes, puede previamente haber creado una tolerancia a algunos de sus reacciones inmediatas, tales como el dolor de cabeza y sequedad en la boca que muchas personas experimentan. Después de no usar el MSG durante unos meses, puede apreciar el peculiar sabor y la sensación cuando lo come otra vez, especialmente cuando está presente en altos niveles. *Esto le puede ayudar a prevenir alimentos y restaurantes en el futuro.*

P. Desde que comencé la dieta, me he sentido tranquilo, lúcido y más capaz de concentrarme. ¿Qué pasa?

R. No es ninguna sorpresa, muchas personas informan esta misma reacción agradable. Es probable que esto se deba a los cambios en su química cerebral asociados con la cetosis. Hay muchas observaciones antiguas sobre este fenómeno. Si se trata de profetas en el desierto o un tratamiento medieval para las personas con problemas mentales, el ayuno durante mucho tiempo se ha asociado con cambios mentales. Casi un siglo atrás, se reconoció que estos cambios se asociaron con la cetosis.

Las investigaciones en curso están buscando exactamente qué neurotransmisores son impulsados por la cetosis. Estos cambios pueden ser similares a los de las píldoras, pero es de una forma natural y sin los efectos secundarios. También ha habido recientes investigaciones sobre cómo mejorar la salud mental con dietas altas en aceite de pescado. Dicha investigación muestra el poder de la dieta sobre nuestro estado mental y puede conducir a cambios radicales en cómo se tratan o previenen ciertos problemas.

Lamentablemente, este tipo de investigación está financiada de manera insignificante en comparación con los millones que pasan por las compañías farmacéuticas que buscan nuevas píldoras. Es común ver a personas con sobrepeso que han sido recetadas antidepresivos. Aunque creo que existe ese tipo de conexiones, más investigación debe hacerse para resolver estas preguntas y proporcionar alternativas.

¡Imagine los miles de millones que las compañías farmacéuticas podrían perder si algo tan simple como la dieta podría ayudar a millones de personas que ahora toman medicamentos antidepresivos!

P. Desde que comencé la dieta, he perdido libras a un ritmo constante pero las tallas de mi ropa parecían reducirse en mayor escala. ¿Esto es normal?

R. Sí, esto es la experiencia de muchas personas. Como se mueve hacia su meta final, prémiese ocasionalmente con ropa nueva, más pequeña, pero tenga en cuenta que puede continuar bajando de talla. Espere a gastar hasta que se haya estabilizado en su meta. No se olvide de hacer ejercicio para tonificar sus músculos. Sin ese peso extra que le arrastraba por algún tiempo, va a cambiar su postura y todo su físico mejorará. Esto mejorará también cómo se le ve la ropa

P. En ocasiones he notado que mi boca está seca y a veces tengo un sabor metálico o un dulce olor en mi aliento. ¿Qué significa esto?

R. Este es un resultado normal químico de la cetosis. A menudo no es perceptible y disminuye con el tiempo. Si es molesto, puede comer caramelos duros, sin azúcar o goma de mascar.

P. Mis músculos parecen adoloridos después de montar bicicleta o correr períodos largos. ¿Qué pasa?
R. Los ejercicios vigorosos largos a menudo producen ácido láctico, al igual que la cetosis. Normalmente, el sistema compensa esto de una manera correcta, pero los dos juntos requieren más ajustes dentro de su sistema. Intentar disolver la mitad de una cucharadita de bicarbonato de soda en un vaso de agua antes del ejercicio. Beber esto puede proporcionarle a su sistema el búfer adicional que necesita.

P. ¿Cómo encaja el alcohol en esta dieta?
R. Químicamente, el alcohol es ligeramente diferente, pero debe tratarse como un carbohidrato dentro del contexto de esta dieta. Se debe considerar un vaso de vino como si se tratara de un pedazo de pan. Si se siente obligado a tomarse unos tragos, quizás para unirse a un brindis en una celebración o para una celebración religiosa, como la comunión, recuerde que debe contar la cantidad que ingiere. Un pequeño trago no le hará ningún daño, pero una bebida completa fácilmente puede alterar su progreso en esta dieta.

P. Parece que hay un montón de gripe esta temporada. ¿Qué debo hacer si me enfermo?
R. Utilizar el sentido común y escuchar a su cuerpo. Si está enfermo, una dieta de pérdida de peso es de importancia secundaria. Hacer lo que necesita, comer lo que necesita comer, y concentrarse en recuperarse de su enfermedad. Podrá reiniciar su dieta cuando esté sano nuevamente.

P. ¿Cuándo puedo esperar encontrar alimentos confiables en el mercado?

R. Esto ocurrirá cuando suficientes consumidores lo exijan. Hoy, los gerentes de productos para las empresas de alimentos no ven ninguna ventaja en el etiquetado alimentario honesto y confiable. Algunos me han dicho que no les importa lo que venden, siempre y cuando hay un "campo nivelado".

Estos fabricantes creen que si sus competidores dicen la verdad, que ellos tienen que hacer lo mismo para ser competitivos. A diferencia del pasado, donde muchas familias eran las dueñas de las empresas, tenían la integridad que se esperaba, pero las empresas de procesamiento de alimentos son ahora centros de costos de los conglomerados multinacionales. Si ellos no hacen los mismos trucos que sus competidores, van a perder su cuota en el mercado y sus directivos podrían perder sus trabajos.

Sin mejorar el Reglamento para nivelar el terreno, es poco probable que las empresas de alimentos vayan a cambiar su comportamiento. Le corresponde a usted, como consumidor, demandar lo mejor para su alimentación.

"La salud de las personas realmente es la base de su felicidad y todos los poderes que necesita son como un Estado dependiendo de ello".

Benjamin Disraeli

Primer Ministro de Gran Bretaña, 1877

Bibliografía anotada

Esta bibliografía anotada se presta para aquellos que deseen más información sobre temas seleccionados. El informe está organizado alfabéticamente por tema. A unos cuantos artículos se hace referencia más de una vez, en los que contienen información importante relacionada con múltiples temas. Existen diversos tipos de referencias aquí, desde información sobre las fuerzas que afectan nuestra salud y se pueden encontrar en la parte de los informes financieros del Wall Street Journal, como en los informes médicos de la New England Journal of Medicine.

Apetito
Supresión del apetito causado por cambios en la dieta

- *La restricción de los carbohidratos restricción regula la respuesta adaptativa al ayuno.*
  Klein S, et al. *Carbohydrate restriction regulates the adaptive response to fasting*, American Journal of Physiology, Vol. 262 (5 Pt 1) páginas E631-6, 1992.

- *La represión del glucagón de la secreción de grelina es ejercida en el nivel del hipotálamo-pituitaria.*
  Arafat A. *Glucagon Suppression of ghrelin secretion is exerted at hypothalamus-pituitary level,* Journal Clinical Endocrinology Metabolism, Vol. 91(9) páginas 3525-33, 2006.

Hambre; cambios de azúcar en la sangre aumentan el apetito

- *Un patrón glucémico alto en la comida suscitó sensaciónes mayores de apetito subjetivas en mujeres con sobrepeso y obesidad.*
  Arumugam V, et al.*A high-glycemic meal pattern elicited increased subjective appetite sensations in overweight*

and obese women, Appetite, Vol. 50(1-2) páginas 215-22, marzo a mayo del 2008.

Ayuno
Ayuno; reducción de enfermedades del corazón

* *El ayuno puede reducir el riesgo de la enfermedad coronaria,*
McClure BS, et al. *Fasting may reduce the risk of coronary artery disease*, American Heart Association Scientific Sessions, 6 de noviembre del 2007.

Base
Base de esta dieta; el desarrollo del modelo matemático

Esta dieta fue desarrollada usando un modelo matemático que se desarrolló como una extensión a las fórmulas para mantener cetosas en una dieta de no reducción de peso. Los primeros trabajos se hicieron en la década de 1920 y pueden explicarse mediante la fórmula:

$$KR = \frac{K}{AK}$$

* *El equilibrio cetogénica -contra cetogénica en el hombre y su importancia en la diabetes*
Shaffer PA, *The ketogenic-antiketogenic balance in man and its significance in diabetes*, Journal of Biologic Chemistry, páginas 399-441, 1922.

La investigación por Woodyatt proporcionó una base matemática para usar este conocimiento nutricional clínicamente. Que se expresa por:

$$KR = \frac{(0.9 * f) + (0.46 * p)}{C + (0.1 * f) + (0.58 * p)}$$

* *Los objetivos y el método de ajuste de la dieta em la diabetes*
Woodyatt RT. *Objects and method of diet adjustment in diabetes*, Archives of Internal Medicine, Vol. 28(2), páginas 125-141, 1921.

- *Un estudio clínico de niños epilépticos tratados con dieta cetogénica*
Talbot FB, Metcalf KM, Moriarity,ME. *A Clinical Study of Epileptic Children Treated by Ketogenic Diet.* Boston Medical & Surgical Journal (ahora el New England Journal of Medicine), páginas 89-96, 1922.

Según ese trabajo anterior, modifiqué el modelo matemático de Woodyatt a tener en cuenta las diferencias entre mantener la cetosis en una dieta en que se cumplen los requisitos de energía y uno en el que el objetivo es bajar de peso. Mediante ese modelo, se deriva la fórmula siguiente:

$$TKR = \frac{(0.1 * <e - [4 * (p + c)]>) + (0.46 * p)}{c + (0.011 * <e - [4 * (p + c)]>) + (0.58 * p)}$$

Donde:

- *TKR representa la proporción total de cetonas*
- *e representa las necesidades de energía en kilocalorías*
- *p representa la proteína dietética en gramos*
- *c representa la dieta de carbohidratos en gramos*

y cuando:

- *el déficit de energía se cumple exclusivamente por la utilización de grasa almacenada*

- *Un método para determinar la proporción total Cetogénica (TKR) para evaluar las propiedads cetogénica de la dieta de reducción de peso*
Cohen IA. *A method for determining total ketogenic ratio (TKR) for evaluating the ketogenic property of a weight-reduction diet,* Medical Hypotheses, Vol. 73, páginas 377-81, 2009.

- *Desarrollo de una proporción Cetogénica Modificado para Dieta de Reducción de Peso*
Cohen, IA. *Development of a Modified Ketogenic Ratio for Weight-Reduction Dieting*, Prevention 2006-Annual

Scientific Meeting of the American College of Preventive Medicine, Reno, 2006.

- *Un Modelo para Analizar y Revertir las Tendencias Dietéticas Históricas que Contribuyeron a la Obesidad y su Carga Resultante en la Enfermedad* Cohen, IA. *A Model for Analyzing and Reversing Historic Dietary Trends Which Contributed to Obesity and Its Resultant Disease Burden*, Indian Health Service Annual Research Conference, Albuquerque, 2006.

- *La epidemia de la Obesidad, Síndrome Metabólico y Diabetes de Adultos: Combinar una Perspectiva Moderna y Respuestas Antiguas* Cohen, IA. *The obesity epidemic, metabolic syndrome and adult-onset diabetes: Combining a modern perspective and ancient answers*, University of Kansas Medical Center, Internal Medicine Grand Rounds, Kansas City, 2007.

- *Utilizando un Modelo de Computadora para Evaluar las Estrategias de Reducción de Peso* Cohen, IA. *Using a computer model to evaluate weight-reduction strategies*, Kansas Public Health Association, Conferencia anual, Topeka, 2006.

El Colesterol; mejora en la dieta

- *Efecto de un alto contenido de grasas saturadas y la dieta sin almidón en subfracciones de lípidos séricos en pacientes con enfermedad cardiovascular aterosclerótica documentada* Hays JH et al. *Effect of a high saturated fat and no-starch diet on serum lipid subfractions in patients with documented atherosclerotic cardiovascular disease*, Mayo Clinic Proceedings, Vol 78 (11), páginas 1331-6, noviembre del 2003.

- *Lipoproteína de alta densidad como un objetivo terapéutico* Singh IM, et al. *High-density lipoprotein as a therapeutic target,* Journal of the American Medical Association, Vol. 298(7) páginas 786-798, 15 de agosto del 2007.

Diabetes mellitus

Diabetes: tratamiento dietético

- *La diabetes mellitus y su tratamiento dietético*
  Cantani A. *Le Diabète Sucré et son Traitment Diététique*, Delahaye et Compagnie, Paris, 1876.

- *Sobre el estilo de vida de los diabéticos*
  Ebstein W. *Über Die Lebensweise der Zuckerkranken*, Verlag Von J.F. Bergmann, Weisbaden, 1892.

- *El uso de una dieta alta en grasa en el tratamiento de la diabetes mellitus*
  Newburgh LH, Marsh PL. *The use of a high fat diet in the treatment of diabetes mellitus*, Archives of Internal Medicine, Vol. 26(6), páginas 647-68, 1920.

- *Los objetivos y el método de ajuste en la dieta de la diabetes*
  Woodyatt RT. *Objects and method of diet adjustment in diabetes*, Archives of Internal Medicine, Vol. 28(2), páginas 125-141,1921.

- *El balance acetogénico - anti acetogénico equilibrio en el hombre y su significado en la diabetes*
  Shaffer PA. *The ketogenic-antiketogenic balance in man and its significance in diabetes,* Journal of Biologic Chemistry páginas 399-441, 1922.

- *La diabetes tiene la cura del Cantani*
  Dall'Olio G. *Il diabete nell'Ottocento La cura del Cantani,* G It Diabetol Metab, Vol. 27, páginas 146-153, 2007.

- *El efecto de un carbohidrato, frente a una dieta cetogénica de bajo índice glucémico dieta sobre el control de la glucemia en la diabetes mellitus tipo 2*
  Westman EC, et al. *The effect of a carbohydrate, ketogenic diet versus a low-glycemic index diet on glycemic control in type 2 diabetes mellitus*, Nutrition and Metabolism, Vol. 5(36), 2008.

La Diabetes en la India antigua

Los médicos indios fueron capaces de describir una epidemia de la obesidad, la diabetes y determinar su causa el consumo de azúcar hace más del 1.500 años. Investigaciones recientes han validado las descripciones de la diabetes tipo 2 de la India antigua .

*   **Enfermedad del metabolismo**
    Suzarta, como citado por Woodyatt. *Disease of Metabolism* (capítulo de *A Textbook of Medicine,* Quinta Edición, editores de Cecil y Kennedy) 1941.

*   **Pronóstico de Prameha sobre la base del nivel de insulina**
    Kar et al. *Prognosis of Prameha on the basis of Insulin level,* Ancient Science of Life, Vol 16 (4), páginas 277-83, abril del 1997.

*   **Intervenciones Ayurvedic para el tratamiento de la Diabetes Mellitus: una revisión sistemática**
    Hardy et al. *Ayurvedic Interventions for Diabetes Mellitus: A systematic review,* AHRQ Technology Assessment 41, U.S. Department of Health and Human Services, 2001.

Epidemia de Diabetes: propagación en el mundo moderno

*   **Prevalencia de la diabetes entre los hombres y las mujeres en China**
    Yang W, et al. *Prevalence of diabetes among men and women in China,* New England Journal of Medicine, Vol. 362 (12) páginas 1090-1101, 2010.

Diabetes: más medicamento puede conducir a mayores tasas de mortalidad

*   **Medidas de Control de riesgo cardiovascular en el grupo de estudio de Diabetes, los efectos del descenso intensivo de glucosa en la diabetes tipo 2**
    Gerstein HC, et al. *Action to Control Cardiovascular Risk in Diabetes Study Group, Effects of intensive glucose lowering in type 2 diabetes,* New England Journal of Medicine, Vol. 358 (24) páginas 2545-2559, 2008.

Diabetes: hemoglobina glicosilada (A1c) y el aumentando del riesgo

* **Hemoglobina glicosilada, diabetes y riesgo cardiovascular en adultos no diabéticos**
  Selvin E, et al. *Glycated hemoglobin, diabetes and cardiovascular risk in nondiabetic adults*, New England Journal of Medicine, Vol.362(9) páginas 800-810, 2010.

Dietas cetogénica

Dietas cetogénica; usos clínicos distintos a la reducción de peso

* **Los efectos de la acetonemia en el curso de la epilepsia,**
  Wilder RM. *The effects of ketonemia on the course of epilepsy*, Clinical Bulletin *(de la Mayo Clinic)*, Vol 2, página 307 1921.

* **El uso de una dieta alta en grasas en el tratamiento de la diabetes mellitus,**
  Newburgh LH, Marsh PL. *The use of a high fat diet in the treatment of diabetes mellitus*, Archives of Internal Medicine, Vol 26 (6), páginas 647-68, 1920.

* **Cetosis y la dieta cetogénica: su aplicación para el tratamiento de la epilepsia y las infecciones de las vías urinarias,**
  Wilder RM, Pollack H. *Ketosis and the ketogenic diet: Their application to treatment of epilepsy and infections of the urinary tract*, International Clinics 1935 páginas 1-12, 1935.

* **Tratamiento de la epilepsia,**
  Talbot FB. *Treatment of Epilepsy*, Primera edición, Nueva York: Macmillan; 1930.

* **La dieta cetogénica revisitada**
  Freeman JM, et al. *The ketogenic diet revisted* En la: Epilepsy Problem Solving in Clinical Practice (solución del problema de la epilepsia en la práctica clínica), editadas por Schmidt D, Schacter SC. páginas 315-324, Martin Dunitz, Londres, 2000.

- La dieta cetogénica para el tratamiento de la epilepsia de la infancia: una prueba al azar controlada, Neal EG, et al. *The ketogenic diet for the treatment of childhood epilepsy: a randomised controlled trial*, The Lancet Neurology, Vol 7 (6), páginas 500-6, junio del 2008.

Dietas cetogénica; reducción de peso, antigüedad, hipocrática

- *Del régime â suîvre para pedre o ganar embonpoînt,* en: obras completas de hipócrates, traducción nueva con el texto de Greg MPÉ de Littré: *Du régime â suîvre pour pedre ou gagner de l'embonpoînt,* en: Oeuvres Complètes D'Hippocrate, traduction nouvelle avec le texte Greg, vol. 6, páginas 76-9 Chez J.B. Baillière, París, 1849.

Dietas cetogénica; reducción de peso, siglo XIX

- *Carta de corpulencia: dirigida al público,* Banting W. *Letter on Corpulence: Addressed to the Public,* tercera edición, Harrison, Londres, 1864.

- *Corpulencia y su tratamiento en principios fisiológicos,* Ebstein W. *Corpulence and Its Treatment on Physiological Principles,* nueva edición, H. Grevel y Co., Londres, 1890 (publicado originalmente como Die Fettleibigkeit (Korpulenz) und ihre Behandung, Weisbaden, 1882)

- *Consejos de pérdida de peso de finales del siglo XIX,* Cohen, IA. *Weight Loss Advice of the Late Nineteenth Century,* American Association for the History of Medicine, Annual Meeting (Asociación Americana para la historia de la medicina, reunión anual), Birmingham, 2005.

- *Análisis nutricional de las dietas de reducción de peso populares históricas ,* Cohen, IA. *Nutritional Analysis of Popular Historical Weight-Reduction Diets,* Annual Scientific Meeting of the North American Association for the Study of Obesity (la reunión científica anual de la Asociación Norteamericana para el estudio de la obesidad), [Abstract Published in Obesity Research (Resumen publicado de la investigación sobre la obesidad), Vol. 13, página A138, septiembre del 2005], Vancouver, 2005.

* *Análisis de conocimiento médico histórico sobre la obesidad y la dieta,*
  Cohen, IA: *Analysis of Historic Medical Knowledge Concerning Obesity and Diet,* Prevention 2006-Annual Scientific Meeting of the American College of Preventive Medicine, (Reunión -anual científica de prevención de la medicina del American College of Preventive Medicine del 2006), Reno, 2006.

Dietas ineficaces

Dietas líquidas; un método ineficaz

* *Efectos de sólidos frente a productos de remplazo de comida líquida de contenido energético similar sobre el hambre, saciedad y apetito regular hormonas en adultos mayores*
  Tieken SM, et al. *Effects of solid versus liquid meal-replacement products of similar energy content on hunger, satiety, and appetite-regulating hormones in older adults* Hormone Metabolism Research, Vol 39(5) páginas 389-94, mayo del 2007.

La ineficiencia de las dietas bajas en grasa

* *Patrón de dieta baja en grasas y cambio de peso en más de 7 años; La iniciativa de la salud de las mujeres juicio de modificación de la dieta,*
  Howard BV, et al. *Low-Fat Dietary Pattern and Weight Change Over 7 Years; The Women's Health Initiative Dietary Modification Trial,* Journal of the American Medical Association, Vol 295, páginas 35-49, 2006.

* *Pérdida de peso con una baja de carbohidratos, Dieta Mediterránea o baja en grasas,*
  Shai I, et al *Weight Loss with a Low-Carbohydrate, Mediterranean, or Low-Fat Diet,* New England Journal of Medicine, Vol 359 (3) páginas 229, 17 de julio del 2008.

Ejercicio; y la edad

- **Porcentaje de adultos que se dedican a cualquier actividad de fortalecimiento en el tiempo de ocio, según el sexo y el grupo de edad en el Estados Unidos, 2005**
CDC. *Percentage of Adults Who Engaged in Any Leisure-Time Strengthening Activity, by Sex and Age Group -- United States, 2005*, MMWR, Weekly, Vol 55 (35), página 968, U.S. Department of Health and Human Services, 8 de septiembre del 2006.

Esperanza de vida

Esperanza de vida y la dieta; antigua

Herodoto, alrededor del año 440 A. C., relata una discusión entre dignatarios de Etiopía y Persia, cuando los Etíopes criticaron el uso persa del pan, afirmando que ellos vivirían muchos años más por evitarlo.

- **La historia de Heródoto**
Rawlinson G (traductor), *The History of Herodotus*, Book III, http://classics.mit.edu/Herodotus/history.3.iii.html (Consultado el 18 de agosto del 2008).

Hipócrates alrededor del año 400 a.C. "quienes son, naturalmente de un hábito completo mueren repentinamente, más frecuentemente que aquellos que son delgados."

- **Los aforismos de Hipócrates con una traducción al latín y al inglés,**
Coar T. *The Aphorisms of Hippocrates with a translation into Latin and English*, A.J. Valpy, Londres, 1822

Esperanza de vida y la dieta; moderna

- **Prolongación de la vida inducida por la restricción dietética, un amplio fenómeno biológico,**
Masoro EJ *Dietary restriction-induced life extension: a broadly based biological phenomenon*, Biogerontology, Vol 7(3), páginas 153-5, junio del 2006.

- *Longevidad excepcional en los hombres*
  Yates LB, et al. *Exceptional Longevity in Men*, Archives
  of Internal Medicine, Vol. 168(3) páginas 284-290, 2008.

Gobierno

Gobierno; objetivos de salud, promoción de alimentos bajos en grasa

Antes que el Gobierno comenzara a aplicar esta estrategia, uno de cada siete estadounidenses adultos tenían sobrepeso. Dado que el Gobierno ha promovido "correctamente" alimentos bajos en grasa, dos de cada tres adultos ahora tienen sobrepeso. (Notar que ligeramente diferentes normas y términos que se utilizan)

- *Promover salud y prevenir enfermedades: Objetivos para la Nación*
  Public Health Service. *Promoting Health/Preventing Disease: Objectives for the Nation*, página 75, US Department of Health and Human Services, Washington, DC, 1980.

- *Estados Unidos Los objetivos de salud para 1990: una evaluación de Maryland*
  Cohen IA. *U.S. Health Objectives for 1990: A Maryland Evaluation*, Maryland Dept. of Health & Mental Hygiene, Baltimore, 1984.

Gobierno; salud pública; erosión de los Estados Unidos

- *Política y la erosión de la capacidad científica Federal: restaurar la integridad científica en Ciencias de la Salud Pública*
  Rest KM, Halpern MH. *Politics and the Erosion of Federal Scientific Capacity: Restoring Scientific Integrity to Public Health Science*, American Journal of Public Health, Vol 97, páginas 1939-44, Noveimbre de 2007.

Gobierno; Alimentos puros y la Ley de drogas de 1906; adicción reducida

En los Estados Unidos antes de 1906, muchas personas, especialmente mujeres, estaban enfermas y eran adictas a medicinas sin receta y tónicos. Estos figuranban dentro de una variedad de drogas peligrosas, pero a menudo eran ingredientes ocultos o secretos. La aprobación de una ley que requiere que los fabricantes etiqueten estos productos tuvo un tremendo impacto. Aunque estas drogas no fueron restringidas por otros ocho años, muchas personas que anteriormente no tenían idea de lo que estaban consumiendo se detuvieron una vez que se dieron cuenta que era su supuesta medicina la que los estaba enfermando.

- http://wings.buffalo.edu/aru/preprohibition.htm (consultado el 19 de agosto del 2008).

Gobierno; FDA, bajo control de la industria

Según la organización orgánica de los consumidores, el funcionario de gobierno que ha aprobado un informe de Monsanto que pretendía mostrar la seguridad de la leche de vacas tratadas con BGH, era la misma persona que había escrito el informe de Monsanto. Ella informó que había sido ayudada por otros ex empleados de Monsanto ahora trabajando para la FDA.

- **www.organicconsumers.org/monlink.cfm** (consultado el 15 de agosto del 2008).

Gobierno; FDA, incapacidad para realizar un seguimiento de los problemas relacionados con la alimentación

- **Regulaciones de emergencia para darle seguimiento a los vegetales**
  Center for Science in the Public Interest (Centro para la ciencia en el interés público) **Emergency Regs Needed for Tracking Produce,**
  www.cspinet.org/new/200807031.html (consultado el 15 de agosto del 2008).

Gobierno; función del Cirujano General

- www.surgeongeneral.gov/aboutoffice.html (consultado el 18 de agosto del 2008).

Grasa

Grasa del vientre; relación con la enfermedad

- *Índice de Masa, Circunferencia de la Cintura y el Riesgo para la Salud del Cuerpo*
Jansen I, et al. *Body mass index, waist circumference, and health risk: evidence in support of current National Institutes of Health guidelines*, Archives of Internal Medicine, Vol 162 (18) páginas 2074-9, 14 de octubere del 2002.

- *¿La circunferencia de la cintura es una medida útil para predecir los resultados de salud en los ancianos?* Woo J, et al. *Is waist circumference a useful measure in predicting health outcomes in the elderly?* International Journal of Obesity and Related Metabolic Disorders, Vol 26 (10) páginas 1349-55, octubere del 2002.

- *Cambios de tamaño y forma del cuerpo y el riesgo de la diabetes en el programa de prevención de la diabetes*
Fujimoto WY et al. *Body size and shape changes and the risk of diabetes in the diabetes prevention program* Diabetes, Vol 56 (6), páginas 1680-5, junio del 2007.

- *La circunferencia de la cintura se asocia con la función pulmonar en el peso normal, sobrepeso y personas obesas*
Chen Y, et al. *Waist circumference is associated with pulmonary function in normal-weight, overweight, and obese subjects*, American Journal of Clinical Nutrition, Vol 85 (1) páginas 35-9, enero del 2007.

Grasa; mezclas de grasas dietéticas adecuadas ofrecen protección contra la obesidad

- *Efectos de los tipos de grasas dietéticas de gordura corporal, leptina y receptor de leptina ARC, NPY y expresión de AgRP y mRNA*
Wang H, et al. *Effects of dietary fat types on body fatness, leptin, and ARC leptin receptor, NPY, and AgRP mRNA expression*, American Journal Physiology, Endocrinology, Metabolism, Vol 282 (6) páginas E1352-9, junio del 2002.

Grasa; Dieta inuit (esquimal) y la salud
Vilhjamur Stefansson fue un famoso explorador del ártico canadiense que vivió entre los nativos del Norte y aprendió de sus costumbres. Documentando su dieta y su salud. Se convirtió en un defensor por un mayor conocimiento acerca de estas prácticas y sus beneficios para la salud.

- *La grasa en la tierra,*
  Stefansson V. *The Fat of the Land*, Macmillan, Nueva York 1956.

Industria

Industria; desprecio por la vida humana
Un gran fabricante de cigarrillos, que también controla parte de la industria de los alimentos, se preocupado de que la República Checa podría restringir el tabaco debido a la preocupación sobre los costos del cuidado de la salud. Su manera de hacerlo fue comisiónandoa una firma consultora para el estudio para el Gobierno checo mostrando los efectos "beneficiosos" del tabaco. Además de los impuestos recaudados por el gobierno, señalaron los inmensos ahorros en los costos de pensión y atención médica ¡porque los fumadores mueren más jóvenes!

- www.americanlegacy.org/Czech/print_czech.html (consultado el 1 de noviembre del 2001).

Industria; colaboración entre científicos de la industria de alimentos y expertos de la industria química cerebral del tabaco

- *Donde hay humo, puede haber investigación de alimentos también,*
  Callahan P et al. *Where there's smoke, there might be food research, too*, Chicago Tribune, 29 de enero del 2006.
  www.chicagotribune.com/Bussiness/Chi-0601290254jan29,0,1306987.Story
  (consultado el 30 de enero del 2007).

- *El Oreo®, la obesidad y nosotros -con el antojo de la galleta,*
  Manier J, P Callahan, Delroy A. *The Oreo®, Obesity and Us-Craving the Cookie*, Chicago Tribune, 21 de agosto del 2005
  www.chicagotribune.com/News/Specials/Chi-Oreo-1,1,5587986,Print.Story
  (consultado el 8 de agosto del 2006).

Industria; etiquetado fraudulento

* *Tyson ordenó quitar la etiqueta libre de antibióticos el 18 de junio*
  Etter I, Kilman S. *Tyson ordered to pull Antibiotic-Free Label by June 18*, Wall Street Journal, página B9, 4 de junio del 2008.

Industria; inmunidad contra demandas del MSG

El acuerdo propuesto de la demanda de acción de clase del MSG conocido como Eugene Higgins versus *Archer Daniels Midland Co.* fecha 20 de marzo del 2006 fue presentada en el segundo distrito de la corte Judicial de Nuevo México. Aunque la demanda era supuestamente sobre fijación de precios del MSG, la solución propuesta incluía un "Pacto para no demandar," que cubre cualquier demanda de los consumidores contra los productores de MSG por cualquier motivo relacionado al Glutamato Monosódico. La liquidación final, afortunadamente, limitó esta prohibición a la cuestión de la fijación de precios. www.*msgindirectsettlement*.com, (consultado el 27 de junio del 2006).

Industria; rentabilidad y sustitución de ingredientes

* *Los fabricantes de alimentos escatiman en los ingredientes en un esfuerzo para engordar sus ganancias*
  Jargon J. *Food Makers Scrimp on Ingredients in an Effort to Fatten Their Profits*, Wall Street Journal, página A1, 23 de agosto del 2008.

Industria; "a favor del consumidor" grupos frente a la industria

American Farmers for the Advancement and Conservation of Technology (Los agricultores estadounidenses para la promoción y conservación de la tecnología) pretenden "educar, equipar y darle poder a todos los participantes en la cadena alimentaria para comprender los beneficios de la tecnología y alentar a los consumidores al acceso y demanda de alimentos de alta calidad, asequibles con un impacto mínimo sobre el medio ambiente." No mencionan que fueron organizados y financiados por Monsanto, fabricante de la hormona de crecimiento bovino y semillas alteradas genéticamente. Estos son productos rigurosamente restringidos fuera de los Estados Unidos por las autoridades agrícolas y sanitarias.

- *Combates en un campo de batalla del tamaño de una etiqueta de leche,*
  Martin A. *Fighting on a Battlefield the Size of a Milk Label,*
  New York Times, 9 de marzo del 2008.

Industria; campañas de relaciones públicas

Los productores de jarabe de maíz de alta fructosa no se están quedando sentados ante la creciente sensibilización de los consumidores. En cambio, han iniciado una importante campaña de publicidad para hacer que los consumidores crean que lo que producen es un producto sano.

El jarabe de maíz de alta fructosa se mezcla,
Vranica S. *High Fructose Corn Syrup Mixes it Up*, Wall Street Journal, 23 de junio del 2008.

Industria farmacéutica; ganancias y relaciones públicas

La industria lanza campañas de relaciones públicas para mantener cinco mil millones de dólares en ventas anuales de dos fármacos para el colesterol que los cardiólogos encontraron ineficaces.

- *Schering y Merck defienden sus drogas como las acciones sufren,*
  Rubentsein S, Winslow R. *Schering, Merck Defend Their Drugs as Stocks Suffer*, Wall Street Journal, páginas B1-2, 11 de abril de 2008.

Industria; influencia en la comunidad científica

- *Las relaciones institucionales entre la academia y la industria*
  Campbell EG, et al. *Institutional Academic-Industry Relationships* Journal of the American Medical Association, Vol 298 páginas 1779-86, 17 de octubre del 2007.

- *Le financiación de la ciencia de los alimentos y la investigación de la nutrición: conflictos financieros e integridad científica*
  Rowe S, et al. *Funding food science and nutrition research: financial conflicts and scientific integrity*, Journal of Nutrition, Vol. 139 (6) páginas 1051-3, 2009.

La industria; impide que los pequeños productores identifiquen los productos puros

- *El Estado revisa la etiqueta de hormonas para la leche*
  Martin A. ***State Revises Hormone Label for Milk*** New York Times, 18 de enero del 2008.
- *Monsanto lucha contra las etiquetas de leche "sin hormonas"*
  Hightower J. ***Monsanto fighting "hormone-free" milk labels,*** Topeka Capital-Journal, 29 de diciembre del 2007.
- *Debate en la legislatura del etiquetado de la leche*
  Carson J, ***Milk labeling measure debated***, Topeka Capital-Journal, 15 de Abril del 2008.

La industria alimentaria: refrescos supuestamente sanos de fruta, beber substitutos aumentó el riesgo de diabetes.

- *Bebidas endulzadas con azúcar y la incidencia de la diabetes mellitus tipo 2 en las mujeres afroamericanas*
  Palmer JR. et al, ***Sugar-sweetened beverages and incidence of type 2 diabetes mellitus in African American women***, Archives of Internal Medicine, Vol. 168(14) páginas 1487-92, 2008.

Industria; pagos de la empresa de refrescos a los distritos escolares

- *Se dibujan líneas para una gran demanda sobre las sodas,*
  Warner, M. ***Lines Are Drawn for Big Suit Over Sodas***, New York Times, 7 de diciembre del 2005.
- *La contratos de máquina expendedora en la distritos bajo el fuego,*
  Chmelynski C. ***Districts' Vending Machine Contracts Increasingly Under Fire***, School Board News 12 de Agosto del 2003.

MSG

MSG; oculto

- www.msgmyth.com (Consultado el 18 de agosto del 2008).

- *Luchando contra el mito del MSG, Guía de supervivencia y libro de cocina,* Anglesey DI. *Battling the MSG myth, A Survival Guide and Cookbook,* Front Porch, Richland, Washington, 2007.

MSG; incremento del apetito

- *Obesidad, voracidad y la baja estatura: el impacto del glutamato en la regulación del apetito,* Hermanussen M, et al. *Obesity, voracity, and short stature: the impact of glutamate on the regulation of appetite,* European Journal of Clinical Nutrition, Vol 60 (1) páginas 25-31, enero del 2006.

- *¿La obesidad es causada por ingesta alta de glutamato?,* Hermanussen M, Tresguerres JA. *Does high glutamate intake cause obesity?,* Journal of Pediatric Endocrinology and Metabolism, Vol 16 (7), páginas 965-8, septiembre del 2003.

MSG; problemas de toxicidad y la salud

- *De mal gusto: El síndrome del MSG* Schwartz, GR. *In Bad Taste: The MSG Syndrome,* Health Press, Santa Fe 1988.

- **Excitotoxinas: El sabor que mata** Blaylock RL *Excitotoxins: The Taste that Kills,* Health Press, Santa Fe 1994.

Natural

Natural; mal uso en el etiquetado de los alimentos

- La mejor manera de entender el mal uso de la palabra "natural" es leer esta lista de la FDA sobre el tinte rojo de escarabajos aplastados etiquetadas como un producto natural. http://www.fda.gov/ohrms/dockets/98fr/E6-1104.htm (Consultado el 18 de agosto del 2008).

La obesidad

Epidemia de la obesidad; en todo el mundo

Estimando los costos directos e indirectos de la obesidad en los Estados Unidos fueron de $123,000,000,000 en el 2001, pero esto no es un problema exclusivo en los Estados Unidos. En todo el mundo, las últimas estimaciones de la Organización Mundial de la Salud y el Comité de obesidad son que 1,700,000,000 personas tienen actualmente sobrepeso.

- *Obesidad y Diabetes en el mundo en desarrollo: un desafío creciente,*
Hossain P, et al. *Obesity and Diabetes in the Developing World – A Growing Challenge*, New England Journal of Medicine, Vol 356 (3), páginas 213-5, 18 de enero del 2007.

- *Una paradoja de nutrición - bajo peso y la obesidad en los países en desarrollo,*
Caballero B. *A Nutrition Paradox - Underweight and Obesity in Developing Countries* New England Journal of Medicine, Vol 352 (15), páginas 1514-6, 14 de abril del 2005.

La sal
Beneficios de la sal yodada

La Organización Mundial de la Salud está tratando que las Naciones no-industrializadas y en desarrollo establezcan estándares más altos para el consumo de la sal yodada. A pesar que las naciones industrializadas han yodado la sal por más de ochenta años, Suiza reconoce que la reducción del consumo de sal puede destruir este beneficio. Recientemente ellos aumentaron la cantidad de yodo en la sal de mesa. Luego estudiaron la salud de las mujeres embarazadas y niños y documentaron los beneficios.

- La Organización Mundial de la Salud. *Recomiendan niveles de yodo en la sal y las directrices para la vigilancia de su adecuación y eficacia,* WHO/NUT/96.3, Organización Mundial de la Salud, Ginebra, 1996.

- *Aumentando la concentración de yodo en el programa suizo de sal yodada notablemente mejoró el estado de yodo en mujeres embarazadas y los niños: un estudio nacional prospectivo de 5 años,*
Zimmermann MB. *Increasing the iodine concentration in the Swiss iodized salt program markedly Improved iodine status in pregnant women and children: a 5-yr prospective national study*, American Journal of Clinical Nutrition, Vol 82 (2), páginas 388-92, agosto del 2005.

Sal; restricciones para las personas con necesidades médicas especiales

- *Sodio dietético y la Salud Cardiovascular en pacientes hipertensos: el caso contra la restricción universal del sodio,*
Alderman M. *Dietary Sodium and Cardiovascular Health in Hypertensive Patients: The Case Against Universal Sodium Restriction*, Journal of the American Society of Nephrology Vol 15 (S), páginas S47-50, 2004.

Sal; Restringir su uso contra la adminstración equilibrada

- *Efectos combinados de ingestión de sodio y potasio en las subsequentes enfermedades cardiovasculares*
Cook NR, et al. *Joint effects of sodium and potassium intake on subsequent cardiovascular disease*, Archives of Internal Medicine, Vol. 169 (1) páginas 32-40, 2009.

Salud mental y la dieta

- *El aumento del óxido nítrico causado por la dieta cetogénica reduce el tiempo de inicio de convulsiones inducidas por el ácido kaínico en ratones ICR*
Noh H, et al. *Increased nitric oxide caused by the ketogenic diet reduces the onset time of kainic acid-induced seizures in ICR mice*, Brain Research, Vol. 1075 (1) páginas 193-200, 2006.

- *La conexión de Omega-3*
Stoll, AL. *The Omega-3 Connection*, Simon & Schuster, Nueva York, 2001.

- *Los creadoes de locos: Cómo la industria alimentaria está destruyendo nuestro cerebro y dañando a nuestros hijos,*
Simontacchi C, *The Crazymakers: How the Food Industry is Destroying Our Brains and Harming Our Children*, Tarcher/Putnam, Nueva York, 2000.

La vitamina D y la salud

- *La suplementación de la vitamina D y mortalidad total*
Autier P, et al. *Vitamin D Supplementation and total mortality*, Archive of Internal Medicine, Vol. 167 (16) páginas 1730-1737, 2007.

Apéndice A

La Antigua Dieta Hipocrática

Muchas ideas que se cuestionan que son atribuidas a Hipócrates se remontan a muchos años. El antiguo médico Galen, un médico griego famoso por las técnicas quirúrgicas que desarrolló trabajando para el ejército romano, es parcialmente culpable. Galen vivió varios cientos de años después de Hipócrates, pero para impresionar a los romanos, con frecuencia utilizaba la autoridad de Hipócrates en sus escritos. Galen escribió en latín, que se convirtió más tarde en la lengua de los estudiosos. Durante muchos años, lo que Europa comprendía de los conocimientos de Hipócrates se limitó a lo que dijo Galen.

El Renacimiento trajo un enorme cambio. El conocimiento médico antiguo griego fue conservado pero fue encontrado mayormente en griego o en textos árabes posteriores. Durante la edad de oro de España, eruditos judíos y musulmanes proporcionaron traducciones en latín del conocimiento griego antiguo a los eruditos cristianos de Europa occidental. Este redescubrimiento de los saberes ancestrales se convirtió en una parte importante del Renacimiento europeo.

En tiempos más recientes, los estudiosos han continuado esta tradición. Esta información hipocrática sobre la pérdida de peso no está disponible en breves traducciones al inglés. En cambio, fue un erudito francés, Émile Littré, quien produjo la recopilación más completa y respetada de las obras hipocráticas a mediados del siglo XIX. La técnica hipocrática para perder peso o ganancia se encuentra en seis volúmenes de la obra enciclopédica de ÉmileLitré, Oeuvres Complètes d'Hippocrate publicada en 1849.

Siguiendo los puntos principales de esta técnica hipocrática, les ofrezco mis interpretaciones y comentarios:

1. **Los platos deben ser grasos y relucientes en aceite de sésamo.**
   - Esto claramente sugiere aumentar la proporción de grasa en la dieta, pero no hace hincapié en el uso de un aceite saludable.

2. **La persona a dieta no debe comer pan.**
   - Se trata de una sugerencia para disminuir considerablemente el consumo de carbohidratos. El pan fue una fuente primaria de carbohidratos en la antigua Grecia. El azúcar no era el problema más importante en ese momento, ya que el azúcar extraída de la caña se limitaba a India en ese momento en la historia.

3. **Estos cambios satisfarán a las personas para que sean capaces de comer menos.**
   - Esto señala claramente la razón de los cambios sugeridos de suprimir el apetito. No se habla específicamente de las proteínas, por lo que si se reduce la cantidad que la persona a dieta come, habrá una reducción en la ingesta de proteínas, no el incremento encontrado en algunas dietas modernas bajas en carbohidratos.

4. **Comer sólo una comida al día.**
   - En la antigua Grecia, hubo un debate sobre si es saludable comer dos o tres comidas diariamente. Por lo tanto, interpreto este asesoramiento que significa; reducir el número de comidas cada día. Esto es consistente con la reducción del hambre mientras quema grasa almacenada. Por el contrario, aquellos que comen comidas altas en carbohidratos, deben comer con más frecuencia para hacer frente a las fluctuaciones de los niveles de azúcar.

5. **Haga ejercicio con personas más jóvenes.**
   - Hacer ejercicio mientras hace la dieta tiene sentido. Investigaciones recientes muestran que no importa qué grupo de edad, los jóvenes siempre hacen más ejercicio. Por lo tanto, hacer ejercicio con aquellos que son más jóvenes que usted, es una forma de aumentar su nivel de actividad de la línea de base.

6. **Dormir en una cama dura y pasear desnudo tanto como pueda.**
   - Esto suena raro, y no lo incluyo en mis recomendaciones por razones prácticas. Sin embargo, tiene perfecto sentido. Dormir sobre una superficie sin ropa de cama lo enfriará, de la misma manera, al caminar sin ropa también lo hará. Los investigadores han confirmado que requiere mayores cantidades de energía cuando tiene frío. Aunque tiene sentido, no es muy práctico para la mayoría de personas.

7. *Para subir de peso, una persona debe hacer justo lo contrario de estas recomendaciones.*

- Haciendo lo contrario de estas recomendaciones antiguas de pérdida de peso son las recomendaciones de Hipócrates para ganar peso, esto caza con lo que el Gobierno le ha dicho a la gente que tienen que hacer para bajar de peso.

¿Es de extrañarse que las personas se frustran cuando siguen los consejos del Gobierno? Quienes siguen el plan del Gobierno para bajar de peso están haciendo las mismas cosas prescritas por Hipócrates para aumentar de peso. *Las obras antiguas de Hipócrates predijeron con exactitud la epidemia de obesidad de hoy.*

Apéndice B

Para profesionales de la salud

Gracias por leer este libro. Esta sección adicional contiene mis opiniones y experiencias que creo pueden ser útiles a otros profesionales de la salud. Un número de personas con sobrepeso que he tratado han sido profesionales de la salud, sus cónyuges, o referidos de otros profesionales. Usted, al igual que muchos de ellos, puede estar frustrado por los crecientes problemas que se enfrentan sus pacientes debido a la epidemia de la obesidad. Las recientes revelaciones de la locura de dieta baja en grasas que el Gobierno ha patrocinado es ineficaz, no deberían ser una sorpresa para usted. Cuando se publicó esta investigación, daba la impresión que la población carecía de alimentos adecuados para sobrevivir. Es como en la fábula de Hans Christian Andersen The Emperor's New Clothes (La Nueva Ropa del Emperador) en donde un niño clama que el emperador no tiene ropa, en otras palabras, es algo tan obvio que únicamente alguien inocente como un niño se atreve a decir lo que es evidente. Es como tratar de tapar el sol con un dedo. La ineficacia de la moda de lo descremado patrocinada por el gobierno de los Estados Unidos ha sido evidente para la mayoría de la población durante algún tiempo.

Si ve a pacientes en un establecimiento de atención primaria, un establecimiento de especialidad u otra práctica, usted tiene la capacidad de ayudarlos en su camino hacia la recuperación de la epidemia de la obesidad. Si usted es un médico, una enfermera o un administrador del plan de salud, esta es la oportunidad para usted. Puede estar frustrado a nivel personal, pero cuando nosotros como personas somos exitosos, podemos agregar valor y fuerza considerable a los consejos que les damos a nuestros pacientes. Si usted entiende la base de esta dieta y cree en usted mismo, usted puede ser de increíble valor para ayudar a sus pacientes a perder peso.

La base de esta dieta es el mantenimiento de un estado estacionario de cetosis. Aunque la cetosis en la dieta no es un concepto nuevo, este plan se basa en un modelo matemático de dieta para la pérdida de peso que deriva de muchas investigaciones anteriores del estudio del peso y que han sido ampliamente aceptadas hasta el día de hoy. El ayuno durante mucho tiempo ha sido reconocido por tener la capacidad de suprimir el hambre. Hace ya casi un siglo, la cetosis fue reconocida por crear poderosos cambios en el sistema nervioso central. La labor pionera realizada en la década de 1920 demostró que las propiedades de represión de la incautación de un Estado de ayuno podrían ser replicadas por una dieta en que las porciones de alimentos fueran cuidadosamente controladas. Las fórmulas desarrolladas en ese momento no fueron destinadas a la reducción de peso. De hecho, tenían por objeto crear un estado estacionario de cetosis, pero sin inducir la pérdida de peso.

Mi esfuerzo inicial fue extender esas fórmulas derivadas experimentalmente para abarcar la pérdida de peso. Esto me permitió obtener un algoritmo extendido que fue útil para predecir qué mezclas alimentarias podrían mantener un estado estable de cetosis, mientras se producía la pérdida de peso. El siguiente paso fue establecer los límites razonables para que el consumo de grasa dietética total no fuera excesivo, mientras que el consumo de proteínas fuera suficiente. Este fue el resultado de la dieta de pérdida de peso altamente efectiva que se explica en esta guía.

En el momento que desarrollé este estudio intensivo , nada similar en la literatura moderna era accesible a través de la línea de investigación Medline. Tuve que buscar literatura antigua para encontrar planes de dieta similares. Sorprendentemente, estos fueron bien aceptados y conocidos en su tiempo. Estos me llevaron a trabajo, incluso anterior, especialmente en la dieta popular de William Banting (un embalsamador, no debe ser confundido con un famoso científico) y la dieta altamente científica de Wilhelm Ebstein, ambos personajes del siglo XIX.

Afortunadamente, disponían del análisis nutricional contemporáneo cuantitativo de sus dietas. Ese análisis proporcionó datos suficientes para que mi algoritmo confirmara que esas dietas fueron cetogénicas. El trabajo de Ebstein proporciona el enlace para volver a Hipócrates, a través de la traducción de Émile Littré en 1849. Aunque no hubo ningún análisis nutricional cuantitativo de la época de Hipócrates, una evaluación cualitativa de los principios de la dieta demuestran que debe considerarse cetogénica y es similar en su efecto de producir la reducción de peso.

Hoy, estamos empezando a ver un cambio en el pensamiento de las últimas décadas. Actualmente hay estudios que documentan el papel de las grasas alimenticias en el mejoramiento de los niveles de colesterol HDL. La histeria anti-grasa está empezando a dar paso a una visión más equilibrada del papel de los macronutrientes. Sin embargo, después de un cuarto de siglo de malos consejos dietéticos del Gobierno y los medios de comunicación, muchas personas se aferran a los comportamientos que les han causado la obesidad y les han hecho creer que lo que están haciendo es lo correcto.

El propósito de este libro es tratar de instruir a la gente en un método que ha probado tener éxito para muchas personas que anteriormente no habían podido ayudarse a sí mismas. Algunos eran candidatos para la cirugía de pérdida de peso o tenían hermanos que se habían sometido a dicha cirugía. Muchos han tenido una mejora general en su salud y han cambiado su actitud ante la vida. Otros pudieron reducir su necesidad de medicamentos para enfermedades crónicas. Espero que usted sea un apoyo para los pacientes que deseen seguir este plan. Si lo siguen, puede ser sorprendido por sus progresos.

No todo el mundo querrá acudir a usted como médico para asesoramiento y apoyo. He intentado a lo largo de este libro sugerirle al lector que consulte con su médico, pero algunos no lo harán. Haber fallado en el pasado en otras dietas hace que los pacientes no deseen anunciar que están intentando nuevamente. Puede que haya usted visto tantos fracasos en la pérdida de peso, que está escéptico a que esta dieta pueda funcionar, y se sienta incapacitado para ofrecer terapia significativa. Sin embargo, usted como un buen conocedor de la medicina, puede hacer que sus pacientes se beneficien enormemente con su asesoría y apoyo. Puede romper estas barreras al mantener una mente abierta y dejarles saber a sus pacientes que los apoya en sus esfuerzos para que puedan ayudarse a sí mismos.

Considere su papel como un profesional de la salud, como el abogado y profesor de sus pacientes. Usted no está en la misma posición que la población en general en lo que respecta a la actual epidemia de la obesidad. Si usted o su personal necesitan trabajar en su/sus propios problemas de peso, esto no pasa desapercibido para sus pacientes. Por el contrario, aquellos profesionales que han combatido con éxito sus propios problemas de peso, son ejemplos y modelos para sus pacientes. Combinando sus habilidades profesionales con soporte, empatía y quizás su experiencia personal, será un activo para sus pacientes. Una vez que vea que el éxito es posible para aquellos que usted había dado como caso perdido en el pasado, puede darse cuenta que podrá ayudar a más pacientes. Una simple medición de cintura y el IMC (Índice de Masa Corporal) pueden ser tomados por su personal. La pérdida de peso efectiva y el control de peso pueden convertirse en prevención primaria para las personas que trata profesionalmente.

Si un paciente viene a usted pidiendo ayuda y asesoramiento, sugiero empezar con una evaluación. Tengo pocos absolutos sobre quién es la persona correcta para esta dieta. Nunca recomiendo la dieta de perdida de peso durante el embarazo. También no recomiendo la dieta a las mujeres que están considerando la posibilidad de quedar embarazadas. Las necesidades nutricionales durante el primer trimestre son demasiado importantes para tomar riesgos.

Este libro está diseñado para adultos, aunque los principios de esta dieta son adaptables para el sobrepeso en adolescentes. Sé de pacientes que han hecho que sus hijos adolescentes sigan el camino de sus padres en la elección de alimentos.

Las personas a dieta deben ser maduras y estar emocionalmente estables. Ellos deberían estar dispuestos a renunciar a bebidas alcohólicas cuando estén a dieta. Muchos lo han logrado, a pesar de tomar una bebida ocasionalmente para un evento especial, pero las personas que continuaron usando alcohol regularmente han tenido dificultades en la pérdida de peso.

Los pacientes que actualmente necesitan el monitoreo de los niveles sanguíneos para su medicamento deben estar monitoreados y controlados más de cerca que otros. Los cambios dietéticos influirán en algunos de estos. Los múltiples medicamentos para la hipertensión también requieren un seguimiento. La rápida pérdida de peso puede dar como resultado una menor necesidad de medicamentos. Tales pacientes deben estar en contacto con usted si experimentan síntomas o cambios ortostáticos.

Pueden ayudar a los pacientes con diabetes tipo 2 con esta dieta, pero con precaución. Antes de recomendar esta dieta a un paciente diabético, en primer lugar debe determinar si es suficientemente fiable para supervisar y anotar regularmente sus niveles de glucosa. Quiero estar seguro que su instrucción diabética previa ha incluido retención de medicamentos a niveles normales bajos o normales y sea claro con ellos sobre el peligro de un episodio de hipoglicemia inducida por medicamentos como consecuencia de su baja ingesta dietética. Cuando están ingiriendo varios medicamentos para la diabetes, podría sugerir usar Metformin (en México conocida como Dabex, Dimefor, Glucophage) sólo para lecturas de glucosa medianamente elevadas.

Estos pacientes han podido normalizar sus lecturas de glucosa y los resultados de hemoglobina A1c, sin usar medicinas o reduciendo su medicamento. Sin embargo, insisto en que no debe ser complaciente e indicarles que continúen con sus pruebas. Es importante coordinar esto con otros profesionales de la salud que el paciente pueda consultar, para impedir que estos pacientes reciban consejos contradictorios.

Muchos pacientes informan una reducción en problemas osteomusculares crónicos después de perder una cantidad significativa de peso. Ocasionalmente, un paciente que anteriormente era muy pesado desarrollará problemas debido a espasmos musculares después de perder rápidamente peso. Esto parece ser una compensación osteomuscular por los efectos del peso que ya no está presente. Este problema debe ser tratado sintomáticamente, pero es mejor prevenir con un régimen de ejercicio que se enfatiza en mejorar el rango de movimiento. Yo sugiero a menudo Tai Chi a los pacientes. Un excelente programa de Tai Chi ha sido desarrollado por el Doctor Paul Lam, un médico australiano de ascendencia China. Ha sido respaldado y enseñado por la Fundación de la Artritis alrededor del mundo y puede estar disponible en su área. Otras buenas opciones son programas de ejercicios acuáticos y de yoga, siempre que estén supervisados.

Yo prefiero usar el porcentaje de grasa corporal, en lugar del IMC en el establecimiento de un objetivo de pérdida de peso. Lo puede hacer usted mismo o capacitar a su personal. No todos los métodos son precisos en todas las condiciones, así que prefiero combinar el uso del espesor de la piel y una medida de bioimpedancia electrónica de grasa corporal. Algunas técnicas requieren sólo una sola medición y unos cálculos, mientras que otros requieren hasta siete mediciones con cálculos complejos. Ninguno de estos métodos se puede decir que sea totalmente exacto para toda la población. Por lo tanto, le sugiero que utilice las mejores prácticas del método en cada situación y trate los resultados como una aproximación.

Una vez que haya determinado el porcentaje de la grasa corporal del paciente este le ayudará a determinar la grasa magra corporal de una manera sencilla y fácil. Trabajando hacia atrás desde la masa corporal magra, puede determinar un peso hipotético ideal, aún si el paciente no fuera a perder ninguna masa muscular mientras hace la dieta. Asegúrese de considerar el historial de peso del paciente y así establecer una meta mutuamente aceptable.

Generalmente obtener las siguientes pruebas de laboratorio antes que los pacientes comiencen la dieta:

- Hemograma
- Química integral incluyendo lípidos
- Tiroidea, con prueba automática para T4 si es anormal
- Proteína c reactiva
- Hemoglobina A1c (o hemoglobina glicosilada)

Un número impresionante de estos pacientes tienen la proteína C reactiva y el A1c elevado antes de empezar la dieta. Algunos diabéticos tempranos también pueden mostrar una tolerancia a la glucosa anormal, a pesar de los resultados de hemoglobina normal. Muchos pacientes, especialmente las mujeres que evitan el sol y tienen diversos problemas musculo-esqueléticos también deberían ser examinadas para conocer la deficiencia de vitamina D, que puede ser bastante común en este grupo.

Resultados anormales y no halagadores del laboratorio pueden estimular al paciente a un cambio, si se le explican y presentan con una discusión franca sobre el síndrome metabólico y la garantía que podría darle la dieta de pérdida de peso adecuada a seguir y obtener que los resultados vuelvan a la normalidad.

Algunas personas preferirán hacer la dieta independientemente, pero otros se beneficiarán de un grupo de apoyo. Puede iniciar un grupo de apoyo profesional dentro de su clínica o simplemente tener las instalaciones disponibles para el apoyo de grupos de pacientes. Refiéralos a un grupo de apoyo no comercial, tales como Comedores Compulsivos Anónimos

(Overeaters Anónimos) o TOPS, clubes que están disponibles en muchos países y pueden ser útiles para ellos. Perder peso es a menudo mucho más que un acto físico. El sentimiento de fracaso resultante de una dieta fallida puede ser remplazado por el optimismo conforme ganan el control de este aspecto de sus vidas. Para algunos, el cambio físico es acompañado por cambios en su autoestima, levantando su ánimo y su actitud ante la vida.

Para un porcentaje de pacientes que logran perder peso, pueden elevar su estado de ánimo y superar cualquier otro factor psicológico que viene tras la pérdida de peso. Los cambios bioquímicos que acompañan a la dieta natural pueden entrar en juego. Estos pacientes realmente han sido adictos al azúcar. Aunque hay observaciones del efecto del ayuno sobre el estado de ánimo que se remonta a los antiguos, hay poca investigación en esta área. La posibilidad que la cetosis puede lograr esta mejora no debe ser descartada. Los mismos cambios neuroquímicos, probablemente en GABA (Acido *Gamma* Amino *Butyric*) que son lo suficientemente poderosos como para suprimir la actividad de incautación, también pueden cambiar el estado de ánimo.

Para estos pacientes, le recomiendo que enfoque el mantenimiento cuidadosamente. Sugiero que se familiarice con la información disponible sobre los efectos de las dietas con alto contenido en ácidos grasos Omega-3 y la salud mental. Otra posibilidad para ellos puede mantener la cetosis con una dieta de estilo Inuit, destacando la grasa saludable mientras supervisa los niveles de lípidos en el suero.

Evitando el MSG también puede prevenir alteraciones en las vías de glutamato importantes en el cerebro. Yo no hablo sobre los posibles problemas que se atribuyen a los potenciadores de sabor de glutamato libre. En su lugar, hago hincapié en el aspecto positivo de la eliminación de estos rompe la dieta ocultos. El aprender a buscar alimentos reales y realizar las compras en mercados frescos puede tener un tremendo impacto positivo en los patrones de alimentación saludable de sus pacientes.

En esta sección, he compartido con ustedes mis opiniones y experiencias. Creo que se pueden detener la epidemia de la obesidad y la diabetes, aunque se tenga que hacer una persona a la vez. Más información y fuentes de datos para lo que he tratado en este libro, se incluyen en la bibliografía anotada a continuación.

Apéndice C

Equivalentes de Medición
Aproximado

Volumen

Nota: Las medidas de volumen se refieren a unidades de Estados Unidos, no a unidades británicas imperiales.

Estados Unidos	*Internacional*
1 cucharadita *(tsp)*	5 mililitros
1 cucharada *(TBS)*	3 cucharaditas *(3 tsp)*
1 cucharada *(TBS)*	15 mililitros
16 cucharadas	1 taza
1 taza	240 mililitros
¼ taza	60 mililitros
½ taza	120 mililitros
¾ taza	180 mililitros

Peso

Estados Unidos	*Internacional*
1 onza *(oz.)*	28 gramos
1 libra *(lb.)*	454 gramos
2.2 libras *(lbs.)*	1 kilogramo

Temperatura del horno

Estados Unidos	*Internacional*	*Británico*
275°F	135°C	Marca de gas 1
300°F	150°C	Marca de gas 2
325°F	165°C	Marca de gas 3
350°F	180°C	Marca de gas 4
375°F	195°C	Marca de gas 5

Energía

En los Estados Unidos, la información nutricional y recetas generalmente ignoran la terminología científica correcta y acorta las **kilocalorías** a **calorías**, utilizando mayúsculas o minúsculas. La misma palabra calorías es usada también en el debate sobre el contenido de energía de los alimentos.

Edulcorante líquido

Las cantidades son 6 gotas de edulcorante o unos 2 ml. del líquido son iguales a 5 ml. de azúcar (1 cucharadita). Ajuste las recetas para edulcorantes líquidos de diferente condensación.

Etiquetas de "Información Nutricional"

En los Estados Unidos, una cantidad inferior a 0,5 se muestran como cero en el cuadro de "Información Nutricional" en la etiqueta. Esta inexactitud es deliberada, permitiendo a los fabricantes de alimentos ocultar algunas cosas que les gustaría que usted no sepa.

Apéndice D

Seguimiento de su progreso

Las personas siguiendo un plan dietético logran mayor éxito cuando escriben su ingesta de alimentos, y revisan las lecturas de prueba que exige su plan y su progreso de peso. Una hoja de diario todos los días permite hacerlo con facilidad. Si escribe esta información, revísela al final del día, y podrá determinar fácilmente qué tan cerca está de su plan.

Esto es cómo una mujer utilizó su diario:

- Colocó el día y la fecha.
- Comenzó el día escribiendo su peso y los resultados de la prueba. Porque ella es diabética, estos incluyen el azúcar.
- Después de las comidas, resta sus gramos del 40-60-10 en la parte superior de las columnas, por lo que ella podía ver cuánto le quedaba para el resto del día.
- Su prueba de orina para cetosis fue grande en la mañana pero ligeramente menor durante un día activo, ya que su cuerpo quemaba cetonas tan rápido como las suplía.
- Su peso varía durante el día, pero debe ser menor al día siguiente.
- Al final del día, ella alcanzó hasta 39-64-7,

razonablemente cerca a su objetivo. Ella podría multiplicar los gramos para calcular sus kilocalorías totales.

- Como su glucosa está bien controlada mientras baja su peso, ella sabe lo que ha hecho y lo que le funciona mejor.

Diarios están disponibles en www.HippocraticDiet.com

Siguiendo el ejemplo del diario y la hoja en blanco, hay dos gráficas. El primero es un diario gráfico para utilizar en las primeras semanas de la dieta. El segundo es una gráfica semanal. Ambos permiten darle un vistazo rápido a su progreso con el tiempo. La línea recta marca la cantidad de pérdida que tuviera en un kilogramo por semana. Conforme ve su progreso y su peso sigue bajando, tiene un recordatorio de lo que ha hecho hasta ahora y una herramienta para ver el punto en la dieta que lo está haciendo mejor.

			Fecha: _1de Julio_ Este es el día _28_ de mi dieta.			
			Diario de La Nueva Dieta Hipocrática ™			
Hora	Alimentos o Prueba o Peso	Resultados de la Prueba	60 Gramos de Grasa x 9	40 Gramos de Proteína x 4	10 Gramos de Carbohidratos x 4	Kilocalorías (opcional)
6:30	Peso	108				
"	glucosa	97				
"	cetosis	Grande				
7:15	café+cucharadita de crema		5			
"	tortilla de hewo		11 (44)	6 (36)	1 (9)	
9:15	glucosa	108				
10:30	café+cucharadita de crema		5			
12:45	ensalada+queso azul		6	2	4	
"	crema soda real		5 (28)	(34)	(5)	
2:45	glucosa	109				
18:00	cetosis	moderada				
"	peso	108				
18:30	85 gm salmón/aceite		11	20		
"	4 espárragos			1	2	
"	Salsa de curry		11			
"	Te frío		(6)	(13)	(3)	
20:30	Glucosa	110				
21:00	Queso Muster x2		10	12		
	Totales Diarios Sume las columnas		64 (576) gramos	39 (156) gramos	7 (28) gramos	780 kcal

Comentarios y eventos especiales

Me sentí muy bien durante el día, tuve un nivel de energía alto.

Comí 2 rodajas de queso como bocadillo/refrigerio en la noche.

Fecha: _____ Este es el día _____ de mi dieta.

Diario de La Nueva Dieta Hipocrática ™

Hora	Alimentos o Prueba o Peso	Resultados de la Prueba	60 Gramos de Grasa x 9	40 Gramos de Proteína x 4	10 Gramos de Carbohidratos x 4	Y agua en (opcional)
Totales Diarios Sume las columnas			gramos	gramos	gramos	kcal

Comentarios y eventos especiales

Tabla de périda de peso a corto plazo

Día de la dieta

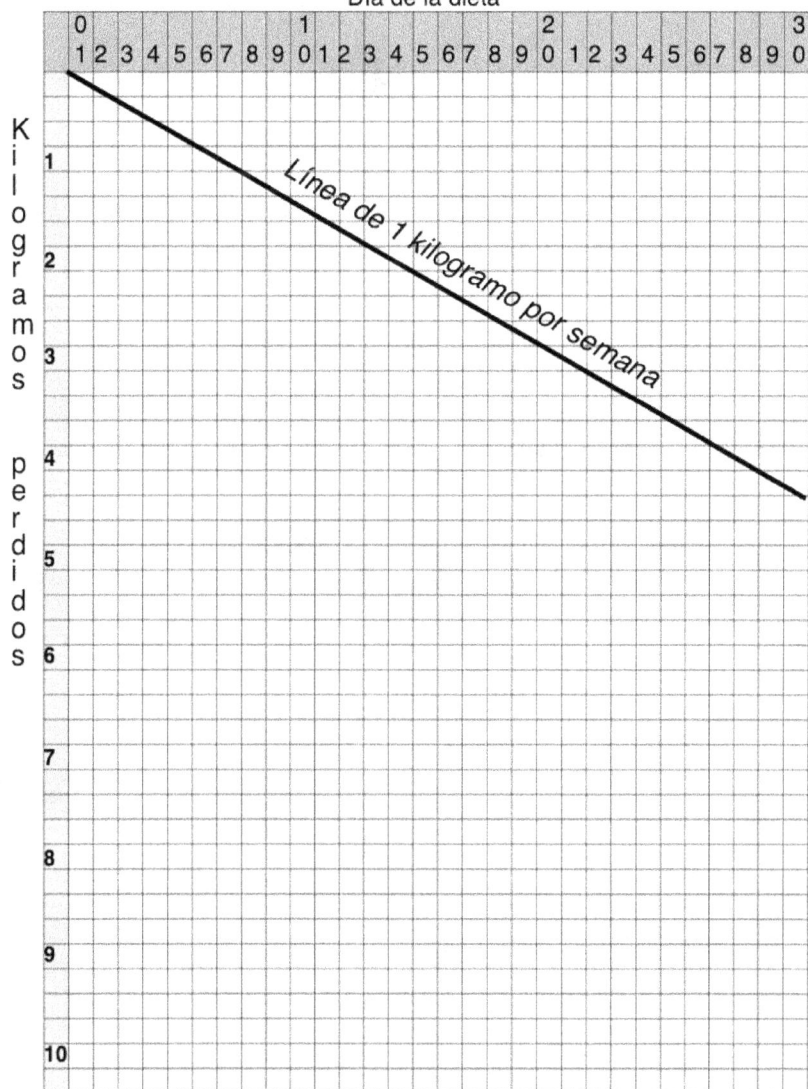

Tabla de périda de peso a largo plazo

Semena de la dieta

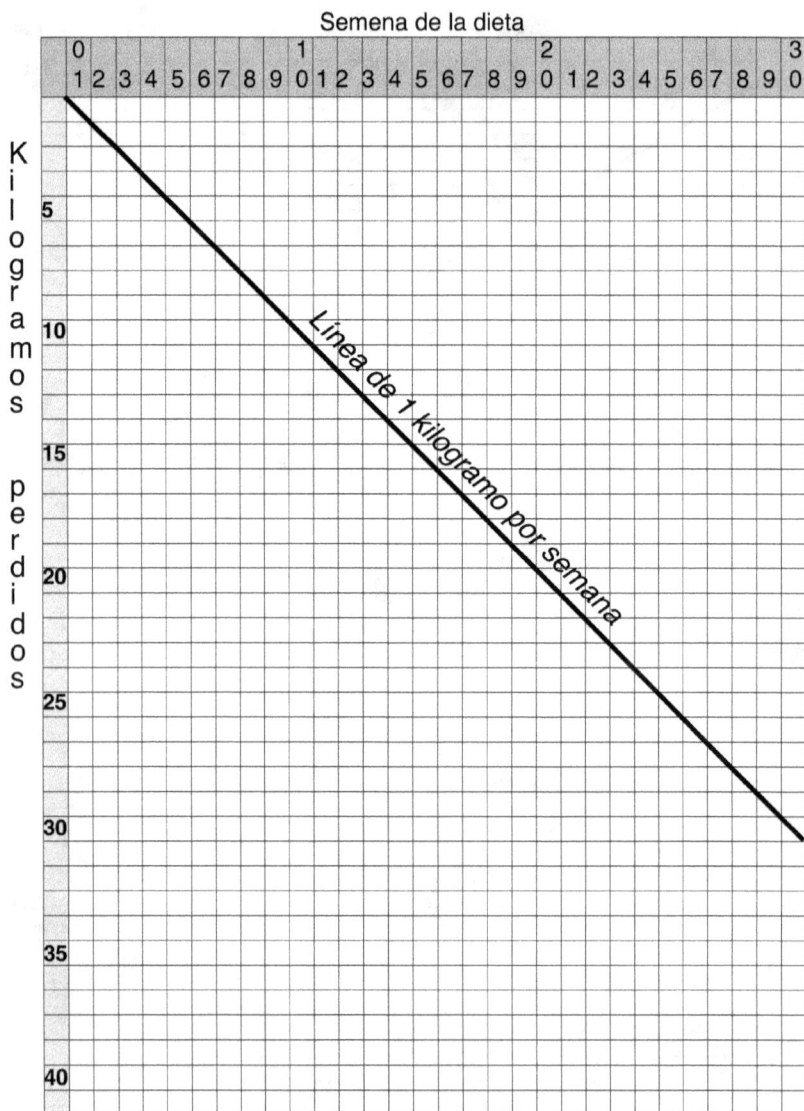

Índice

Acerca del autor

Irving Cohen, M.D., M.P.H. es un médico que ha dedicado su carrera de medicina para la prevención de enfermedades, centrándose en la detección temprana y las intervenciones para prevenir las enfermedades más graves posteriormente. Dirige El Preventive Medicine Associates y sirve como médico voluntario asistiendo a quienes no tienen seguro en la clínica de Marian de las Hermanas de la Caridad. Él y su esposa, Lauren, residen en Kansas desde hace casi veinte años. Se había retirado, pero se interesó en las epidemias emergentes de sobrepeso, obesidad y la diabetes. Su investigación le solicita su regreso a la práctica.

Dr. Cohen ha servido en el servicio privado de práctica y servicio al gobierno, en la salud pública y medicina clínica. Se ha desempeñado como Subdirector del Instituto de Investigación del Estado de Nueva York de la adicción. Fue profesor en la Universidad Estatal de Nueva York en Buffalo, en la escuela de medicina, en los departamentos de Medicina Social y Medicina Preventiva. Ha tenido nombramientos para ser profesor de la Universidad de Kansas, en la Escuela de Medicina en el departamento de Historia de la Medicina, así como el departamento de Medicina Preventiva. Ocupó un nombramiento de profesor en la escuela de Karl Menninger de Psiquiatría y Ciencias de la Salud Mental.

Dr. Cohen recibió su formación de medicina preventiva y salud pública en la Universidad de Johns Hopkins Bloomberg School of Public Health en Baltimore, Maryland. Se desempeñó como jefe de residentes de medicina preventiva en esa institución. Dr. Cohen es miembro del Colegio Americano de Medicina Preventiva. Está certificado en medicina preventiva y salud pública por la Junta Estadounidense de Medicina Preventiva y también es certificado en Medicina de Adicción por la Junta Americana de Medicina de la Adicción.

www.ingramcontent.com/pod-product-compliance
Lightning Source LLC
Chambersburg PA
CBHW070752270326
41927CB00010B/2120